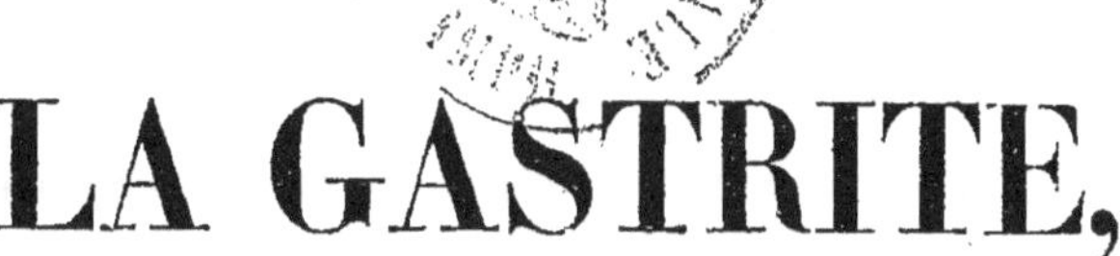

LA GASTRITE,

LES AFFECTIONS NERVEUSES

ET LES

AFFECTIONS CHRONIQUES DES VISCÈRES,

CONSIDÉRÉES

DANS LEURS CAUSES, DANS LEURS EFFETS

ET DANS LEUR TRAITEMENT,

SUIVI

DE LA CONNAISSANCE DES MALADIES

PAR L'ÉTUDE DES TEMPÉRAMENS.

OUVRAGES DU MÊME AUTEUR.

MÉDECINE DOMESTIQUE à l'usage des campagnes. (In-12, 1819.)

RÉFLEXIONS SUR LA MORT DE NAPOLÉON, suivies de quelques considérations sur l'empoisonnement par les substances introduites dans l'estomac. (In-8° 1821.)

TRAITÉ DE LA SYPHILIS, d'après l'état actuel de la science. 2e Édition. (1826.)

LE CHOLÉRA, SA MARCHE, SES PROGRÈS, SON TRAITEMENT, appuyé sur des faits nombreux observés en France et en Belgique, pendant l'épidémie de 1832. (In-8°, 1837.)

NOMBREUX ARTICLES DE MÉDECINE et de sciences physiques dans l'*Encyclopédie moderne* de M. Courtin, 24 vol. in 8°.

NOUVELLES CONSIDÉRATIONS SUR LE MAGNÉTISME ANIMAL, suivies d'un examen critique du dernier Rapport fait à l'Académie Royale de Médecine, et d'une série d'expériences curieuses faites sur divers malades. (Inédit.)

POUR PARAITRE PROCHAINEMENT.

La 2e édition de la **PETITE MÉDECINE DOMESTIQUE** à l'usage des villes et des campagnes, indiquant les moyens simples et faciles de secourir les malades, les blessés, les asphyxiés, les empoisonnés, etc., etc.; suivi d'un Traité sur l'hygiène des enfans et des jeunes personnes, d'un grand nombre de recettes, de formules peu connues et d'observations curieuses sur des faits de médecine.

Ouvrage qui sera entièrement refondu et considérablement augmenté.

IMPRIMERIE ET LITHOGRAPHIE DE FÉLIX MALTESTE ET Cie,
18, RUE DES DEUX-PORTES-ST-SAUVEUR.

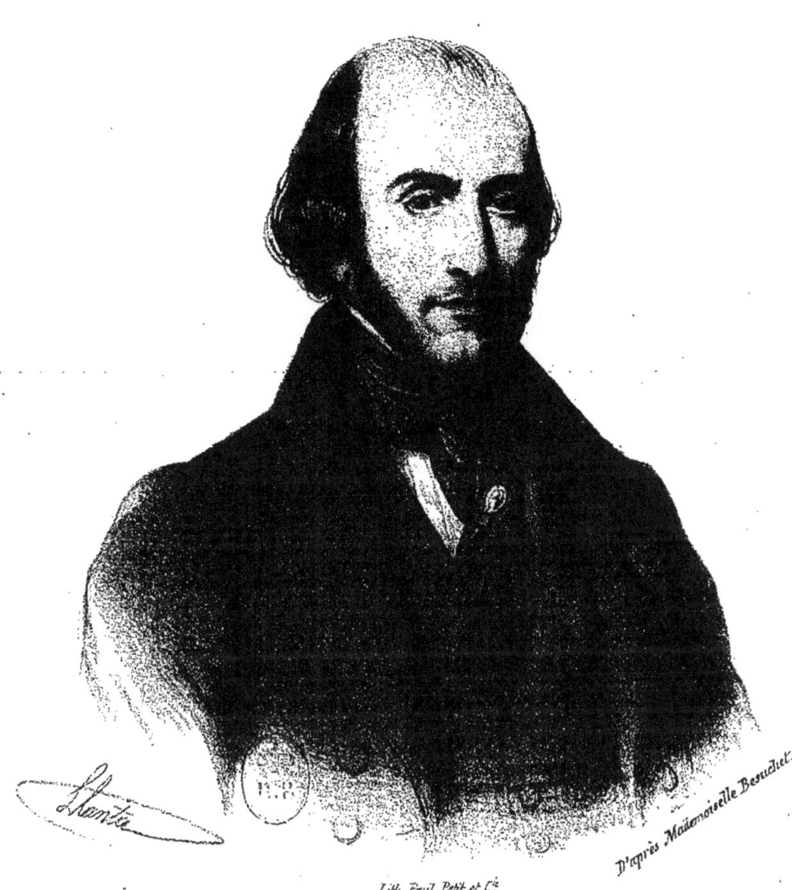

D'après Mademoiselle Besuchet.

Lith. Paul Petit et Cie

LA GASTRITE,

LES AFFECTIONS NERVEUSES

ET LES

AFFECTIONS CHRONIQUES DES VISCÈRES,

CONSIDÉRÉES

DANS LEURS CAUSES, DANS LEURS EFFETS

ET DANS LEUR TRAITEMENT,

OUVRAGE

PARTICULIÈREMENT DÉDIÉ AUX

NOMBREUSES VICTIMES DES MALADIES DES ORGANES DE LA DIGESTION,

SUIVI

DE LA CONNAISSANCE DES MALADIES

PAR L'ÉTUDE DES TEMPÉRAMENS, ETC.,

4e Édition,

PAR J.-C. BESUCHET DE SAUNOIS,

Chevalier de l'ordre de la Légion-d'Honneur, Médecin de l'Asile du 7e Arrondissement de la ville de Paris, Membre de la Société académique des Sciences physiques et chimiques de France, de la Société royale des Sciences et Arts d'Anvers, de la Société Minéralogique d'Iéna, de la Société Médico-Philantropique, etc.

Venez à nous, vous qui souffrez; car nous avons beaucoup souffert nous-même...
(L'OUVRAGE, PAGE 257.)

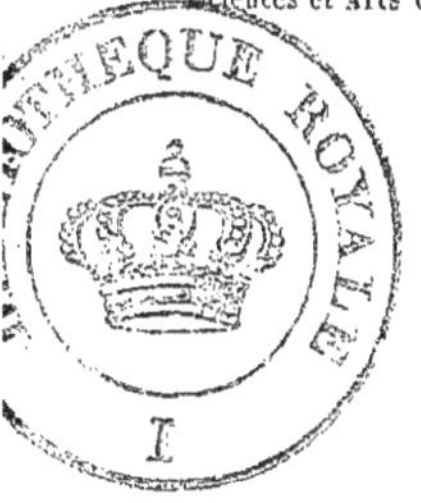

A PARIS,

CHEZ L'AUTEUR, RUE GRANGE-BATELIÈRE, 14.

ET CHEZ LABÉ, LIBRAIRE,

PLACE DE L'ÉCOLE-DE-MÉDECINE, 4.

1843

AVERTISSEMENT.

L'accueil bienveillant que le public a daigné faire à mes ouvrages, et particulièrement à celui-ci (1), m'a imposé le devoir de rendre cette quatrième édition plus complète que les précédentes, et plus digne de la faveur des personnes éclairées qui ont bien voulu honorer mon livre de leur attention; cette édition est entièrement refondue ainsi qu'il sera aisé de le voir en la comparant aux précédentes; car je ne suis point de ceux qui multiplient à plaisir le chiffre des éditions en changeant uniquement le titre ou la couverture; j'espère que l'on sera satisfait des efforts que j'ai faits pour mériter la confiance dont on veut bien m'honorer.

(1) Trois éditions forment plus de dix mille exemplaires écoulés en moins de quatre ans.

J'ai augmenté le nombre des observations curieuses qui servent à l'histoire des maladies qui font l'objet particulier de mes études; mais je n'ai pas cru devoir, à l'instar de quelques-uns, remplir mes pages d'une foule de noms, d'adresses, vrais ou faux renseignemens qui n'ajoutent rien à la considération de ceux qui se croient obligés de les donner à l'appui de leur parole. Il y a d'ailleurs, selon moi, une haute inconvenance à proclamer ainsi les noms, à supposer qu'ils soient véritables, des malades qui ont confié leurs souffrances au secret du cabinet.

J'ai l'habitude de désigner les observations par le numéro du dossier renfermant les documens de chaque maladie; les personnes qui douteraient de la vérité ou de l'authenticité de ces observations seront toujours en droit, et je les y convie, de vérifier sur les pièces originales l'exactitude de mes citations; je n'en réserve que les chose qui doivent rester secrètes.

Certes, le dépouillement des nombreux dossiers dont se compose ma correspondance pourrait fournir de curieux matériaux à l'histoire de l'esprit humain; il y a dans mes archives bien des confidences intimes, et plus d'une page a été mouillée par des pleurs que les peines du cœur, plus que les souffrances physiques, ont fait couler; mais ce n'est pas celui dont la vie n'a été qu'une longue série de souffrances qui proclamera imprudemment celles que chaque jour on lui confie et avec lesquelles son cœur sympathise si naturellement.

Je dirai cette fois encore comme dans les précédentes éditions : « J'ai donc été compris par cette » classe si nombreuse de personnes pour qui les » fonctions les plus agréables de la vie se changent en tortures de tous les jours et de tous les » instans, de ceux qui ne peuvent rien digérer, » ou qui digèrent si péniblement le peu d'alimens » dont se compose leur nourriture, qu'on les voit » souvent préférer le supplice de la faim aux cruel» les douleurs de leur pénible digestion.

» J'ai sans doute aussi été compris par un grand » nombre de mes honorables confrères qui n'ont » point vu en moi un envahisseur de malades, » mais un praticien qui vient modestement, pour » le cas spécial qu'il publie, *et uniquement pour ce » cas spécial*, ajouter son expérience à leurs lu» mières. »

Quelques médecins ont reproché à mon livre de n'être pas un ouvrage assez médical; cette édition l'est un peu plus, et d'ailleurs, je n'ai pas eu la prétention de faire une œuvre de science;

je l'ai dit en plusieurs endroits, à commencer par le titre lui-même; j'ai poussé le scrupule en ce point jusqu'à ne pas permettre que mon ouvrage fût annoncé dans les journaux spéciaux de médecine, dont plusieurs pourtant m'ont ouvert leurs colonnes. Nous avons, Dieu merci, assez de savans livres pour les gens savans; celui-ci est destiné aux gens du monde, et surtout à ceux qui souffrent; s'ils y trouvent leur profit, eux et moi nous serons satisfaits, c'est là l'essentiel.

Je suis loin cependant de renoncer au projet que j'ai annoncé dans ma première édition, de faire un traité complet des maladies des voies digestives et des gastralgies, ouvrage qui reste encore à faire malgré quelques traités assez connus; mais pour que cet ouvrage soit en effet complet, il faut qu'il comprenne l'étude des affections chroniques de tous les viscères. Les affections chroniques sont, en général, peu ou mal soignées; il faut, pour obtenir leur guérison, une patience, une persévérance, que ne peuvent avoir les médecins que réclame à chaque instant le combat vif et prompt des maladies aiguës. Les malades eux-mêmes n'ont pas toujours la longanimité qui seule peut faire espérer le succès; c'est pourquoi cette spécialité se trouve hérissée de difficultés. J'expliquerai à mes confrères la théorie qui m'a guidé dans ma pratique; je viendrai appuyer de mon opinion et de faits nombreux le travail intéressant de M. Braschet de Lyon sur un agent héroïque, trop peu ou trop timidement employé en médecine. Enfin, je dirai tout ce que je saurai.... Mais, pour se faire écouter, ma voix a besoin d'être appuyée sur une longue expérience; sans doute c'est quelque chose que vingt-cinq ans de pratique, dont dix surtout passés silencieusement dans l'étude spéciale des phénomènes de la digestion et des affections nerveuses, mais il faut encore plus que cela pour établir une nouvelle doctrine médicale ; il faut que cette doctrine soit élevée snr une masse de faits incontestables et bien observés. Cette besogne n'est pas celle d'un jour ni même de quelques années ; c'est ce qui fait que mon livre sera sans doute mon adieu à la pratique, et probablement aussi au monde, car je sens que ma carrière est déjà bien avancée. Un peu de patience donc, et si Dieu me prête vie, j'accomplirai ma promesse.

Je répéterai aussi pour ceux qui ne me connaissent pas encore : « Persuadé qu'il faut parler aux » hommes un langage simple et vrai, si l'on veut » en être compris, je ne viendrai pas me présenter » comme un de ces apôtres de philanthropie qui,

» pour le seul amour de l'humanité, blanchissent » dans l'étude et dans les veilles, un de ces hom- » mes privilégiés qui, par des travaux infinis, » des méditations longues et laborieuses, parvien- » nent à découvrir *tous les secrets de la nature*, pour » en gratifier leurs concitoyens avec un désinté- » ressement *sans bornes comme sans mesure*. Je dirai » tout naïvement : Je suis un de ces hommes qui » savent voir et profiter, un praticien à qui le ha- » sard, plus que sa propre science, a procuré l'oc- » casion de suivre et d'étudier un grand nombre » de cas d'affections graves des organes de la di- » gestion, et comme si ce n'était pas assez de faire » de la médecine *pour* et *sur* autrui, en a beaucoup » fait sur lui-même et pour ses proches. »

Des données conçues par suite de nombreuses observations faites en France, et pendant mes campagnes militaires sous l'empereur Napoléon d'immortelle mémoire (1), m'ont peu à peu mis sur la voie d'un mode de traitement particulier que l'expérience m'a fait perfectionner : c'est celui que j'offre aujourd'hui, celui dont le succès a dépassé mes espérances, celui à qui je dois la santé de ma femme,

---

(1) Après avoir eu la gloire d'être décoré par lui, j'ai, avec lui et sous lui, terminé ma carrière militaire en 1815.

la mienne propre, et celle de beaucoup de malades qui se sont confiés à mes soins.

En rendant service à mes concitoyens, je n'ai pas la prétention de me poser uniquement comme un bienfaiteur de l'humanité ; je viens tout simplement offrir le fruit de mes travaux en échange de l'avantage que tout homme a droit d'attendre de son talent ou de son labeur.

Le riche peut s'approcher de moi sans défiance comme le pauvre sans crainte. Tous deux seront contens, j'espère ; car la fortune ne m'ayant fait absolument ni l'un ni l'autre, je suis en position de faire que l'une de mes mains recevant, l'autre puisse éprouver à son tour le plaisir de donner.

UN MOT POUR LA CRITIQUE.

Quelques personnes, qui veulent bien me faire l'honneur de s'occuper de moi, ont dit ou blâmé le silence que j'ai gardé dans mon ouvrage, relativement à certaines formules de préparations spéciales que j'emploie avec prédilection dans ma pratique habituelle.

Ce reproche, que je veux croire désintéressé, pouvant également m'être adressé à l'occasion de cette nouvelle édition, je crois devoir y répondre par avance.

Mon opinion, en fait de thérapeutique, a toujours été qu'il serait dangereux de rendre la pratique de la médecine trop vulgaire, dans un temps surtout où la publicité livre à l'avidité publique les choses les plus secrètes. Tout le monde sait, en effet, que rien n'est commun comme de voir des malades ramasser de côté et d'autre des recettes, des formules, à l'aide desquelles ils essaient, sans connaissance ni discernement, à traiter eux-mêmes des maladies qui souvent sont plus graves qu'ils ne pensent. Et que l'on ne croie pas que les gens du monde lisent seulement les livres qui sont à leur adresse ; il n'est pas de livre de médecine, tant soit peu renommé, qui ne soit plus connu des malades qui vont curieusement y chercher des renseignemens sur leurs maladies, que de la plupart des médecins eux-mêmes, qui en définitive ne peuvent tout lire.

Si l'on entend me faire reproche de ce qu'ayant, ou croyant avoir trouvé une médication appropriée aux nombreuses variétés des affections de l'estomac et des intestins, je ne me suis pas hâté d'en faire part à mes confrères, je dirai que ma méthode ne consiste pas seulement dans l'emploi d'un ou de plusieurs médicamens, mais dans l'ensemble de divers moyens qui constituent un traitement méthodique, lequel varie selon les circonstances et le genre de maladie. Ce n'est pas là, je crois, de l'empirisme aveugle et routinier, et la publication de mes recettes particulières ne servirait pas à grand'chose, et ne pourrait donner à d'autres l'habitude que j'ai acquise pour reconnaître et traiter les nombreuses affections des voies digestives.

Il est vrai qu'étant du nombre des médecins qui demandent à la thérapeutique et à l'observation ce qu'ils ne trouvent pas toujours dans les plus savans ouvrages, *la guérison des maladies*, j'ai cherché à me créer des ressources nouvelles, en dehors de toute théorie, en appliquant aux affections chroniques en général, et particulièrement aux névroses des viscères, non pas des médicamens nouveaux, car je n'ai pas la prétention d'en avoir inventé, mais certaines combinaisons de médicamens, dont je fais un usage fréquent mais non exclusif.

Après quinze années d'expériences couronnées par

des succès laborieusement obtenus, il peut m'être permis de croire que j'ai rendu à la thérapeutique médicale un service dont l'humanité recueillera quelques fruits, en mettant en pratique des combinaisons nouvelles de remèdes qui me font chaque jour obtenir des résultats que j'ai vainement et pendant bien longtemps demandés pour mon propre compte à la science pharmaceutique.

Je n'ai pas encore jugé à propos, il est vrai, par les raisons que je viens de déduire, et qui sont plus longuement expliquées dans mes ouvrages, de publier mes formules spéciales; mais je n'en ai jamais fait un mystère dans les consultations où je me suis trouvé appelé concurremment avec d'honorables confrères; j'en agis de même avec tout médecin qui me justifie avoir intérêt à les connaître, mon opinion étant qu'un médecin doit savoir ce que prend son malade, comme aussi je pense qu'il serait dangereux de mettre aux mains du public des formules à l'aide desquelles on pourrait, sans aucun concours de médecins, chercher à traiter des maladies susceptibles d'être aggravées par une médication intempestive; il n'y a rien là que de très licite, ce me semble, et qui ne soit dans le droit *et dans les convenances médicales.*

Si cependant quelque chatouilleux confrère ne se trouve point satisfait de ces explications, et pense que je devrais lui envoyer à domicile tout ce que j'ai pu recueillir dans mes longues années d'études et d'observations, je lui dirai de prendre seulement un peu de patience, car je me propose de le satisfaire par un long travail qui sera probablement mon testament médical; dans ce travail sera nécessairement développée ma manière d'envisager les affections chroniques, et en particulier celles des voies digestives ; j'y présenterai de nombreuses observations, où chacun pourra suivre à loisir les effets du traitement que j'affectionne, uniquement parce qu'il me réussit ; mais comme il ne s'agit point ici d'une découverte, mais d'un choix de divers moyens, tous avoués par la saine pratique ; comme c'est au tribunal compétent de la science que je devrai soumettre mes travaux, je ne ferai point cette démarche avec légèreté ; et ce sera lorsque j'aurai réuni un très grand nombre de faits bien observés, et d'un résultat incontestable, que je me hasarderai, moi, humble soldat de la milice médicale, à présenter à mes pairs des armes fourbies dans une longue pratique en leur disant : *voyez* et *jugez*.

LA GASTRITE,

LES AFFECTIONS NERVEUSES

ET LES

AFFECTIONS CHRONIQUES DES VISCÈRES,

CONSIDÉRÉES

DANS LEURS CAUSES, DANS LEURS EFFETS

ET DANS LEUR TRAITEMENT,

SUIVI

DE LA CONNAISSANCE DES MALADIES

PAR L'ÉTUDE DES TEMPÉRAMENS.

PREMIÈRE PARTIE.

DES MALADIES EN GÉNÉRAL.

L'étude de la structure du corps humain est bien faite pour frapper d'étonnement celui qui s'y livre avec quelque application. Lorsque l'on considère le mécanisme ingénieux qui se remarque dans chacune de ses parties, lorsque l'on étudie les savantes combinaisons qui se déploient dans cet ensemble de phénomènes qui constituent la vie, on ne peut s'empêcher, même d'un point de vue purement matériel, d'être rempli d'admiration en voyant l'ordonnance qui règle avec tant de sagesse des fonctions si diverses, et qui offre sans cesse à nos méditations les plus belles conceptions de la plus parfaite mécanique, unies aux plus majestueuses dispositions intellectuelles.

Mais si la vie est admirable dans l'homme en santé, combien ne l'est-elle pas dans l'état de maladie! Que la nature est belle dans cette lutte où elle triomphe si souvent seule, et plus souvent encore en dépit des entraves dont on l'accable de toutes parts!.... Et alors même qu'elle succombe sous le principe du mal, quelle ingéniosité à défendre la vie, quelle force, quels combats, quelles ressources imprévues, quelles admirables combinaisons pour retarder d'un jour, d'une heure, d'une minute, le fatal moment!..... Combien de fois dans mon jeune âge, en faisant l'autopsie des malades dont j'avais suivi la pénible agonie (1), me suis-je pris à m'étonner de voir la vie si tenace au milieu des désordres dont je constatais l'immense étendue! S'il m'était possible, dans un petit nombre de pages, d'initier le lecteur à ces lugubres détails, je montrerais comment et par quels phénomènes la mort ne parvient à saisir sa proie que lorsque tous les organes ont successivement perdu jusqu'à leur dernière étincelle de vitalité. C'est surtout dans les maladies organiques et dans les affections chroniques des viscères que le combat est plus imposant et aussi plus acharné. Là, on voit l'organe pulmonaire disputer la vie jusque dans ses der-

(1) J'étais, en 1807, chargé des observations nécroscopiques dans le service médical de l'hôpital militaire du Val-de-Grace à Paris.

nières cellules; ici l'estomac, se tordant sous les étreintes du cancer, trouve dans de nouveaux tissus, produits du mal lui-même, les moyens de cicatriser les blessures que chaque jour lui fait son mortel ennemi; chez celui-là le foie, chez cet autre le cœur doublant, triplant d'énergie, fournissent encore à la vie générale, alors que, frappés dans leur organisation même, ils peuvent à peine livrer passage aux fluides qu'ils doivent sécréter.

C'est en contemplant cette lutte entre les forces de la vie et les effets de la dissolution, que je sentis naître en moi le désir d'en mesurer la durée, d'en étudier les résultats, et de chercher dans l'action des médicamens les moyens de venir en aide à cette nature si bonne, si puissante, sans laquelle nous ne pouvons rien, et à laquelle nous faisons toujours assez de bien lorsque nous ne nous obstinons point à mettre notre fragile savoir en opposition avec ses admirables ressources.

Dieu a créé l'homme pour la vie et pour le bonheur (1). Roi de la création, sa puissance est presque sans bornes, et si le mal se trouve sous ses pas presque partout à côté du bien, l'intelligence lui a été donnée pour éviter l'un et s'approprier l'autre; je laisse aux moralistes le soin de rechercher par quelle fatalité la somme du mal moral est le plus souvent su-

(1) On objectera qu'il naît des enfans qui souffrent et périssent misérablement dans les premiers âges de la vie; mais ces enfans ont, la plupart, reçu de leurs auteurs, avec le principe de la vie, le principe délétère qui doit, tôt ou tard, la détruire; les maladies syphilitiques, par exemple, portent une atteinte cruelle à la vitalité des enfans; elles dégénèrent par transmission en scrofules, en phthisie, etc., etc.

périeure à celle du bien; ma tâche plus circonscrite m'impose seulement le devoir de m'occuper du mal physique.

A part quelques exceptions malheureuses qui confirment plutôt la règle qu'elles ne la contredisent, on doit reconnaître dans l'organisation de l'homme une si haute prévoyance, de si justes proportions, et de si grands moyens de défense, qu'il est évident que sa destinée naturelle devait être une longue vie exempte de maladies et d'infirmités; sans doute cette perfection ne va pas jusqu'à un but indéfini, l'affaiblissement progressif des forces vitales dans chacune de nos fonctions annonce assez l'intention du Créateur; mais par la raison même que la vie a des limites, nous devons chercher à les reculer autant qu'il nous est donné de pouvoir le faire. Je le dis avec une entière conviction, les maladies ne sont point une conséquence de notre organisation, elles n'en sont que les accidens.

Les maladies viennent de nous-mêmes; elles naissent de nos fautes, de nos imprudences, ou des circonstances au milieu desquelles nous sommes forcés de vivre.

Et cependant le vieillard voit chaque jour tomber autour de lui, frappés de mille façons différentes, ceux que naturellement il devait s'attendre à précéder dans la tombe. Est-ce donc pour lui épargner l'amertume que lui causerait la connaissance de sa fin, si elle était irrévocablement fixée? Consolante illusion qui ne laisse point à la vie de limites connues, et qui permet au centenaire, surpris par la maladie, d'espérer encore qu'elle ne sera pas la dernière pour lui.

Les maladies auxquelles l'homme est exposé sont de nature fort diverse; mais elles reconnaissent invariablement deux ordres de causes, savoir: les causes externes et les causes internes; les causes externes sont nombreuses: ce sont les blessures, les fatigues hors de proportion avec les forces physiques, les influences atmosphériques, les maladies contagieuses, etc.; les causes internes sont moins nombreuses, et sont de deux ordres différens: les causes morales et les causes physiques. Les chagrins, les passions, l'abus des plaisirs, sont du premier ordre et prédisposent d'une façon très énergique aux altérations physiques; la qualité, la quantité et la nature des alimens et des boissons sont du second ordre, et exercent une action plus directe sur les organes essentiels à la vie.

L'organisation de l'homme n'est pas aussi éloignée qu'on pourrait le croire, au premier abord, de celle des végétaux, et il y a plus d'affinité qu'on ne pense entre leurs maladies; l'homme peut être comparé à un arbre dont les racines sont en dedans de lui-même; destiné à jouir des avantages de la locomotion, il fallait qu'il portât en lui son foyer d'existence et de réparation; voilà toute la différence sous le rapport de l'organisation physique.

De même qu'un végétal ne peut vivre et profiter sur une terre qui ne lui fournit point des élémens nutritifs propres à sa nature, de même l'homme ne peut espérer jouir de cet heureux équilibre de fonctions qui constitue la santé, s'il ne puise dans un régime de vie approprié à ses forces et à son tempérament les sucs réparateurs qui vont porter une vivification nouvelle et régulière dans toutes les parties de son être.

On voit donc quel tort immense l'homme peut se faire à lui-même par des écarts réitérés de régime, par une manière vicieuse de se nourrir, par un mauvais choix dans la nature et la qualité des alimens. Je ne crains pas de trop avancer en disant que la plupart de nos maladies, même celles qui en apparence ont le moins de rapport avec les fonctions de l'estomac, reconnaissent pour cause l'oubli ou le mépris des règles que je viens de tracer. Voyez ce jeune arbre, plein de sève et de vigueur; si vous l'arrosez d'une eau malsaine, si vous troublez par un moyen quelconque la transmission de ses sucs nourriciers, ou seulement si vous mettez obstacle à sa part d'air et de soleil, vous ne tarderez pas à le voir languir et périr; telle est l'histoire de l'homme dans un si grand nombre de cas, que le chiffre en est effrayant pour l'humanité (1).

Le gaster est le foyer de la vie, le centre de tout, la source de notre énergie vitale, de notre puissance physique et intellectuelle; s'il souffre, tout souffre, la machine languit, les fonctions s'altèrent, les forces s'affaiblissent et les maladies nous accablent; il n'y a point de héros dont l'énergie ne soit plus ou moins subordonnée à l'état de son estomac.

L'état des voies digestives doit donc attirer sérieusement l'attention du médecin; car de leur désordre ou de leur intégrité découle une série de phénomènes

(1) Quelle responsabilité pour ceux qui, par devoir ou par état, sont chargés d'assurer la nourriture des hommes, pour ceux qui doivent nourrir le soldat, les malades, les jeunes gens surtout dont les organes délicats demandent tant de ménagemens !

que l'on prend souvent pour des maladies distinctes qui n'existent réellement pas dans la nature et qui grossissent inutilement le vocabulaire des nosographies. C'est ce que cet ouvrage est particulièrement destiné à démontrer.

DES ERREURS OU L'ON PEUT TOMBER SUR LA NATURE DES MALADIES.

Nous avons dit que l'état des voies digestives devait particulièrement appeler l'attention du médecin, et que souvent l'on prenait pour des maladies spéciales ce qui était le résultat du trouble plus ou moins considérable dans les fonctions digestives. Rien n'est plus vrai que cette assertion, et je vais essayer de la démontrer.

Dans les conditions ordinaires de la vie un aliment sain et bien préparé porte dans nos organes une force vivifiante, tandis qu'une substance malsaine les irrite et porte l'inervation dans toutes les parties qu'elle devait fortifier. Mais pour que l'aliment sain produise les sucs réparateurs qui sont le produit d'une bonne chimification, il faut deux conditions essentielles : 1° que cet aliment ne rencontre pas dans les organes digestifs des matières capables d'en altérer la nature ou de s'opposer à l'acte de la digestion; 2° que les organes eux-mêmes soient dans un état assez normal pour leur permettre de remplir les fonctions qui leur sont imposées; si l'une ou l'autre de ces conditions vient à manquer, et elles peuvent manquer toutes deux à la fois, il en résultera ceci : dans le premier cas, la digestion ne se fera pas du tout; les alimens seront rejetés ou passeront *sans profit* par les voies digestives, ou bien elle sera viciée par les matières acides, putrescibles que renfermeront l'estomac et les intestins; dans le second cas, les organes malades digéreront avec douleur, avec lenteur, et le résultat de ce laborieux travail, au lieu d'être propre à une bonne nutrition, ira porter le trouble, en place du bien-être, dans les parties du corps qui attendent leur contingent réparateur. Dans l'un comme dans l'autre cas, le bon aliment aura les mêmes résultats que la substance malsaine dont nous avons parlé plus haut, et il en résultera nécessairement un trouble qui se traduira par des symptômes particuliers qui pourront en imposer au médecin.

Exemple du premier cas (*embarras gastrique*).

Un jeune médecin de mes amis m'appela pour l'aider à tirer sa mère d'un état de langueur dont rien ne pouvait la sortir; elle avait régulièrement des accès de fièvre intermittente, accompagnés de délire et suivis de prostration, etc., etc. Mon jeune confrère, s'attachant au principal symptôme qu'il considérait comme la maladie elle-même, n'avait pas manqué d'administrer le sulfate de quinine à diverses doses; et comme il était parvenu à *couper*, comme on dit, les premiers accès, il se fortifiait dans cette idée que sa mère avait une fièvre simple intermittente; il était seulement surpris de la voir *sous l'influence du quiquina* passer successivement du type tierce au type quarte, puis au quotidien, et ainsi de suite, sans en voir la fin. L'inspection de la langue, l'interrogation des organes de la digestion m'ayant fait reconnaître un embarras gastrique des mieux prononcés, je dis à mon jeune ami : « Fais vomir

» ta mère, purge-la ensuite, surveille ses digestions, et » tu n'auras plus besoin de quinine. » Il le fit, et sa mère fut guérie.

L'embarras gastrique (état saburral des premières voies), en tapissant la muqueuse de la langue et de l'estomac d'une couche épaisse de mucosités, pervertit l'appétit et le goût, et s'oppose à l'absorption des sucs nourriciers; de là, faiblesse, atonie, dégoûts, envie de vomir, fièvre, courbature, etc., etc.

Exemple du second cas (*affection aiguë de l'estomac*) :

Je fus appelé, à la campagne, pour un malade qui, disait-on, était atteint d'une fièvre cérébrale intense. Ce malade avait la face rouge, les yeux animés et brillans; la fièvre était ardente; il accusait une douleur sourde dans la région du front; la peau était chaude; il y avait de la soif, des envies de vomir, etc. On avait appliqué des sangsues aux tempes et derrière les oreilles, puis ordonné des compresses très froides tenues constamment sur la tête. Ayant palpé avec attention l'abdomen et la région épigastrique, il me fut aisé de reconnaître une gastro-duodénite aiguë. Des sangsues appliquées sur le siége du mal, une petite saignée du bras, des bains prolongés, des boissons émollientes et mucilagineuses, puis ensuite l'usage de mon sirop sédatif terminèrent promptement cette maladie dont on croyait le siége à la tête.

Lorsque le brave et illustre maréchal Macdonald (duc de Tarente) voulut se confier à mes soins, je reconnus bientôt que la diabète qui le consumait avait pris naissance dans une profonde altération des fonctions digestives. Si j'eusse été consulté plus tôt, il est probable que j'aurais eu le bonheur de conserver à la France une de ses gloires des temps héroïques ; mais hélas ! il était trop tard, et à peine avais-je eu le temps de préparer un mode de traitement dont j'espérais au moins quelque adoucissement, qu'une crise aiguë vint enlever le maréchal à sa famille, à ses nombreux amis, et aux vieux soldats qui ne prononcent encore son nom qu'avec un douloureux respect.

L'année dernière, j'avais à diriger, par ma correspondance, le traitement d'un jeune homme, fils unique d'une famille honorable des environs de La Rochelle, M. Aug... R... ; la famille hésitait sur l'emploi d'un moyen que je conseillais, et auquel s'opposait particulièrement un des médecins du pays, qui croyait à l'existence d'une affection du cœur ; le cas était embarrassant, et la pauvre mère, flottant entre le désir de sauver son fils et les craintes qu'on lui inspirait sur le résultat de ma médication, m'écrivait : « Je sens » que si après avoir vu et examiné mon fils, vous persistez dans votre opinion sur la nature de la maladie et sur le moyen que vous proposez, je m'y abandonnerai sans réserve. Ainsi donc, monsieur, puisque » nous ne pouvons aller vous trouver, venez, que rien » ne vous arrête... etc., etc. » Je partis en poste auprès de mon jeune malade, je passai trois jours auprès de lui, je lui fis prendre devant moi des bains de mer, qui, disait-on, pouvaient être mortels pour lui, et le résultat de mon voyage et de mon traitement fut le salut de mon jeune malade. Ce jeune homme est en ce moment à Paris, où il poursuit avec succès l'étude du Droit, en même temps qu'il achève de fortifier sa santé sous ma direction, et par les conseils d'une amitié que ses excellentes qualités lui ont acquise pour la vie.

Je ne crois pas que sa famille puisse jamais regretter la dépense qu'elle a faite en cette occasion, car c'est de l'argent bien placé.

Mais tout le monde ne peut pas faire venir un médecin en poste, et d'ailleurs les circonstances ne sont pas d'ordinaire assez graves pour nécessiter un pareil déplacement; le plus souvent une simple lettre suffit, et pour ce qui me concerne, je puis dire que l'habitude acquise par une longue pratique me donne la facilité de reconnaître presque toujours, dans les détails que l'on me transmet, tout ce qui est nécessaire pour établir ma consultation. D'ailleurs, lorsque ces détails me paraissent insuffisans j'écris pour en demander de nouveaux, et je ne me décide à poser mon opinion que lorsque j'ai lieu de me croire parfaitement éclairé sur toutes les circonstances de la maladie.

Je pourrais multiplier ces exemples et prouver que les erreurs que je viens de signaler sont plus nombreuses qu'on ne pense, principalement dans les affections chroniques; mais cela me mènerait un peu loin, et me ferait sortir de l'unité de mon sujet: nous aurons d'ailleurs plus d'une fois occasion d'y revenir.

DE L'INFLUENCE DE LA DIGESTION SUR LE MORAL ET SUR LE PHYSIQUE DE L'HOMME.

Un grand mangeur est un pauvre penseur; je ne sais si d'autres l'ont dit avant moi, mais dans tous les cas c'est une vérité qu'il est bon de répéter; l'estomac trop plein fait développer autour de lui une trop grande action vitale, une sorte de concentration s'y établit, et ce défaut d'équilibre appauvrit d'autant le cerveau; il faut dire aussi que la vacuité de l'estomac, lorsqu'elle se prolonge, influence péniblement l'encéphale, et le rend peu propre à élaborer les idées. L'estomac et le cerveau ont donc une action simultanée l'un sur l'autre tellement intime, que l'un ne peut souffrir sans que l'autre souffre bientôt à son tour ; la migraine provoque le vomissement, comme la douleur d'estomac provoque le mal de tête; des boissons alcooliques introduites dans l'estomac paralysent les jambes, arrêtent les mouvemens de la langue, abrutissent l'homme ou le rendent furieux; une partie notable de nos fonctions se trouve donc influencée ou pervertie par l'état de notre estomac.

Si de ces accidens passagers nous passons à l'état permanent de mauvaise digestion; si nous considérons que de ces mauvaises digestions accumulées naissent des sucs nourriciers malfaisans; que ces sucs, viciés dans leur nature, vont porter leur action délétère sur les divers organes où ils doivent entretenir la vie, nous serons naturellement portés à conclure que le plus grand nombre des altérations organiques prend sa source dans les mauvaises digestions, et si au physique nous voyons les affections des voies digestives produire les obstructions, les cancers, les squirres, les tubercules, l'hydropisie, la phtisie, etc., etc.; au moral, nous voyons qu'elles produisent la tristesse, l'abattement, l'irascibilité, la manie, l'hypocondrie, la folie, etc., etc.

Après ce que nous venons de dire sur l'importance de la digestion et de son influence sur le physique comme sur le moral de l'homme, on ne sera pas surpris de nous voir consacrer un chapitre particulier à cet intéressant phénomène; ce sera une étude curieuse et peu fatigante pour ceux de nos lecteurs qui ne le connaissent pas, et dans laquelle ils pourront puiser d'utiles enseignemens pour la conservation de leur santé; ce sera aussi une bonne introduction à l'étude de la gastrite, que je considère comme la mère de presque toutes les maladies.

DE LA DIGESTION.

Pour bien comprendre le phénomène de la digestion, il faut d'abord étudier sommairement les divers organes qui concourent à son accomplissement.

Le conduit ou tube digestif est un long canal qui parcourt intérieurement tout le corps humain en affectant diverses formes et prenant diverses positions; son orifice supérieur ou embouchure est à la face; formé par les lèvres, il commence à la bouche; sa terminaison ou orifice inférieur est, à la partie inférieure du tronc, formée par le bourrelet de l'anus et le sphincter; ses circonvolutions sont nombreuses; dans son parcours viennent s'aboucher les divers canaux destinés à recevoir ou à porter les fluides qui doivent réparer les pertes qu'éprouve continuellement le corps humain, et à entretenir non seulement la vie générale, mais encore chacun de nos organes dans l'intégrité de ses fonctions. Le canal digestif communique soit directement, soit indirectement, avec toutes les parties du corps humain, et exerce surtout une sympathie très intime sur les fonctions de l'organe cérébral, qui, à son tour, réagit sur lui d'une façon non moins puissante.

Bien que l'on puisse dire avec vérité que le canal digestif n'est qu'un seul et même organe depuis la bouche jusqu'à l'anus, les anatomistes, pour en faciliter l'étude, et aussi à cause de la forme différente de plusieurs de ses parties et des fonctions qu'elles remplissent, ont donné à chacune de ces parties des noms différens que nous n'avons pas la prétention de supprimer; ainsi, en procédant par ordre de position, nous trouvons d'abord la cavité de la bouche dans laquelle nous remarquons les dents (1), la langue, les glandes salivaires placées dans l'intérieur de la bouche, puis l'arrière-bouche, puis le gosier, puis l'œsophage ou commencement du canal alimentaire, puis l'estomac qui est représenté à la planche gravée, fig. 1, puis le canal intestinal qui est une seule et même pièce, bien que les anatomistes le distinguent en intestins grêles et en gros intestins, désignés encore entre eux sous des noms différens; puis, enfin, l'anus, orifice qui livre passage au caput-mortuum de la digestion.

---

(1) Nous prévenons encore une fois que, ne faisant point un ouvrage de science, nous n'emploierons que les expressions susceptibles d'être entendues par tout le monde; ceux que ce langage trop simple pourrait scandaliser voudront bien nous excuser en faveur du désir que nous avons d'être avant tout compris de tous ceux qui liront cet écrit.

La première portion du tube digestif occupe la partie supérieure du tronc, à commencer de la bouche ; il suit la direction du col en traversant toute la cavité de la poitrine dans le sens de sa longueur ; sa partie moyenne, en s'élargissant, forme l'estomac qui occupe le milieu du tronc environ (voyez fig. 2) ; la dernière partie, qui se compose des intestins, bien plus considérable en longueur que les deux autres ensemble, occupe la plus grande partie de la capacité du ventre où elle se replie sur elle-même pour former ce qu'on appelle les circonvolutions intestinales.

C'est par la bouche que s'opère le premier travail qui précède la digestion ; ce travail est celui de la mastication ; cette période est très importante et a une grande influence sur tout le reste de la digestion. Beaucoup de personnes, les unes par habitude, les autres par défaut de temps ou préoccupation d'esprit, ne donnent pas à cette première opération tout le temps qu'elle exige et avalent sans mâcher ; ces personnes-là se préparent de grands regrets et s'exposent à des désordres dans les fonctions de l'estomac, et même dans celles des intestins ; en effet, notre estomac étant dépourvu de force triturante, et son action musculaire étant extrêmement bornée, il en résulte qu'il ne peut suffisamment pénétrer de fluide les substances qui n'ont pas été convenablement broyées : de là des indigestions, des coliques, des diarrhées, etc., etc.

Les alimens liquides reçus dans la bouche passent immédiatement et sans autre préparation dans l'estomac, ou ils arrivent en passant par l'œsophage. Les alimens solides, qui ont le même chemin à parcourir, sont d'abord retenus dans la bouche pour y être déchirés, broyés entre les dents ; les alvéoles osseuses des vieillards remplacent les dents que l'âge ou les maladies diverses leur ont fait perdre; la langue soulève la portion d'alimens soumise à la trituration; elle la promène sous les arcades dentaires et présente les parties les plus résistantes là où se trouve la plus grande puissance de trituration. Si quelques dents manquent, ce qui est toujours un malheur, la langue ramène autant que possible les parties à diviser sous celles qui peuvent encore fonctionner; la pointe de cet organe, avec une admirable adresse, est sans cesse occupée à ramener au centre les parcelles alimentaires qui tendent toujours à s'écarter dans les diverses parties de la bouche et en dehors du cercle dentaire; sans cesse en contact avec les dents, promenant sous elles son tissu délicat pendant les efforts de la mastication, elle s'y trouve pourtant bien rarement serrée, et lorsque cet accident arrive, ce n'est certainement pas l'intelligence miraculeuse de l'organe qu'il faut en accuser, mais bien notre préoccupation ou la manie de vouloir trop souvent que nos fonctions suffisent à toutes nos exigences. Pendant que le bol alimentaire est ainsi promené sous les dents pour y être broyé, les glandes et les canaux salivaires fournissent une suffisante quantité de salive, substance dissolvante indispensable à la digestion ; cette salive se mêle par les efforts combinés de la langue, des dents, des joues et des lèvres, avec la substance alimentaire; elle concourt à former une sorte de pâte demi-liquide que la langue charge sur sa base; puis, en posant sa pointe comme un levier vers le bord de l'arcade dentaire, elle chasse cette petite masse, ou plutôt la conduit à l'aide de son élasticité jusqu'à l'ouverture du conduit œsophagien. Et que l'on ne croie pas qu'arrivé là, le bol alimentaire tombe naturellement, par l'effet des lois de la pesanteur, jusque dans la poche appelée estomac, comme pourrait le faire un corps inerte dans un sac; non, trop d'inconvéniens accompagneraient cette manœuvre, et la nature est ici, comme partout, admirable dans sa sagesse et jusque dans ses plus minutieuses précautions. Bien que l'estomac soit situé plus bas que l'ouverture œsophagienne, les substances alimentaires, *solides* ou *liquides*, y sont réellement portées comme elles le seraient par une main, à l'aide des contractions successives du tube membraneux et musculaire qu'elles doivent parcourir, et s'il était besoin de fournir une preuve sans réplique de cette vérité physiologique, nous renverrions à ces adroits bateleurs qui, aux yeux d'une multitude émerveillée, boivent et mangent en se plaçant le corps dans une situation perpendiculaire la tête en bas et les pieds en haut.

On voit donc par ce qui précède l'importante nécessité de donner le temps, et successivement à chaque organe, de remplir ses fonctions; et pour ce qui est de la mastication, de ne point avaler sans avoir suffisamment mâché les alimens; il faut aussi avoir soin de ne point en introduire d'autres dans la bouche avant que les premiers aient cédé la place e soient, à l'aide de la déglutition, parvenus jusque dans l'estomac.

On ne peut aisément bien faire deux choses à la fois : cette vérité proverbiale est connue de tout le monde; cela n'empêche pourtant pas que la plupart du temps, par un motif ou par un autre, nous ne parlions en mangeant; d'aucuns parlent, mangent et boivent tout à la fois; cela est tout-à-fait contraire aux règles d'hygiène et du bon sens; les alimens précipités à la hâte dans l'estomac ne sont pas suffisamment préparés par la mastication; des bouchées entières de viande, quelquefois fort dure, sont ainsi avalées, souvent par politesse, pour ne pas faire attendre une réponse ou pour ne pas manquer son tour de parler; il en résulte dans l'estomac une agglomération de substances mal triturées qui ne peuvent produire que la plus mauvaise digestion.

Des personnes qui prennent leur repas solitairement ont l'habitude de lire en mangeant, soit pour tromper l'ennui que tout homme éprouve à manger seul, soit pour occuper leur esprit pendant cette fonction toute matérielle et pourtant indispensable de réfection; cette habitude est extrêmement nuisible à une bonne digestion; d'abord, à moins d'avoir un pupitre fait exprès pour ces sortes de lectures, il ne reste au lecteur qu'une main pour le service de sa bouche, diviser les morceaux, préparer à boire, etc.; de plus si la lecture est attrayante, il suspend plus ou moins de temps l'ingestion des alimens, et le repas se trouve ainsi coupé, saccadé, au grand détriment de l'estomac, dont la conservation mériterait bien cependant quelque attention de notre part.

Les liquides jouent un grand rôle dans notre alimentation, et leur qualité comme leur quantité n'est point indifférente; c'est ici le cas de dire que les liquides spiritueux, loin de faciliter la digestion, ne font que l'entraver. Il n'y a au monde de véritable dissolvant, de véritable ami de l'estomac et de la digestion que l'eau pure; toute liqueur fermentée est d'un usage plus ou moins nuisible, à moins qu'elle ne soit suffisamment étendue d'eau. Une cuillerée à bouche du sirop sédatif que j'ai composé, mise dans un verre d'eau bien pure avec une cuillerée de vin, facilite et adoucit en même temps la digestion; il y a des personnes qui, depuis plusieurs années, ne font pas autre chose pour se procurer de bonnes digestions et un sentiment de bien-être qu'elles cherchaient en vain avant qu'elles connussent ce moyen si facile et si efficace.

La quantité de liquide doit, en général, être proportionnée à la quantité des solides; il serait difficile de fixer des règles bien précises à cet égard: trop liquides, les alimens sont moins propres à une bonne chimification; trop solides, ils fatiguent l'estomac, augmentent le travail de la digestion et le rendent plus pénible; il vaut mieux boire pendant le repas que de manger sans boire ainsi que le font quelques personnes qui boivent ensuite outre mesure; pour ces personnes les glandes salivaires, ayant été obligées de tout fournir pour humecter les alimens, ont besoin de réparer leur perte; de là, le sentiment de la soif, qui se fait sentir très impérieusement pendant la digestion. La température des boissons doit en général être réglée sur celle de l'atmosphère; s'il est mauvais de boire trop froid en été, il est également mauvais de boire froid en hiver; dans cette dernière saison, il faut que les boissons soient mises à une température douce, 15 à 18 degrés centigrades environ.

Lorsque l'estomac a reçu une suffisante quantité d'alimens un sentiment de bien-être, mais en même temps de plénitude, annonce qu'il est satisfait; il faut alors savoir s'arrêter, et surtout avoir l'attention scrupuleuse de n'introduire aucune substance dans l'estomac lorsque la digestion est en train de se faire; il serait certainement bien moins dangereux de continuer à manger longtemps et plus que ne le comporteraient les règles de la sobriété, que de s'arrêter un temps plus ou moins long, pour recommencer à manger ou à boire ensuite. Les gens du peuple font bien à chaque instant, il est vrai, de ces écarts de régime ; mais ce sont de ces choses que l'on peut appeler des graces d'état et qu'il ne faut point imiter.

Les alimens pénètrent dans l'estomac par son orifice supérieur nommé cardiaque ; parvenus dans cette cavité, ils subissent, par l'effet de la chaleur, de l'action musculaire de l'estomac et du mélange avec un fluide nommé *suc gastrique*, une transformation en une sorte de bouillie homogène dont l'acidité est le caractère dominant; le suc gastrique, dont les auteurs ont tour à tour reconnu, puis nié la présence, et qui heureusement pour nous n'en a pas moins toujours existé, pénètre la masse alimentaire, s'unit intimement avec elle pour en faire un composé, et provoque, dit-on, par l'action excitante qu'il exerce sur les parois de la membrane muqueuse, le second orifice de l'estomac, le pylore, à livrer passage à cette masse ainsi préparée; elle passe alors dans le premier des intestins pour y subir une nouvelle opération.

Le premier acte de la digestion s'opère donc dans l'estomac; en combien de temps, c'est ce que je ne saurais dire; quelques auteurs ont indiqué deux heures, d'autres une seulement, d'autres trois; tel autre, moins absolu, a dit qu'on ne savait jamais au juste quand une digestion était complètement terminée. Disons que le premier temps de la digestion est extrêmement variable dans sa durée selon les individus, la puissance de leur estomac ou son état pathologique, et aussi selon la nature et la quantité des alimens ingérés. Disons que, quelle que soit sa durée, on est généralement averti de sa terminaison par un léger bouillonnement qui annonce le passage au pylore, puis par un sentiment de vacuité de l'estomac en même temps que par une légère tension de l'abdomen (ventre).

Arrivée à ce point de la digestion, la masse nutritive subit une dernière et importante opération; d'une part elle reçoit d'un certain viscère, nommé pancréas, auquel on a aussi pendant longtemps refusé toute fonction, un suc particulier qui a beaucoup d'analogie avec la salive, c'est le suc pancréatique; d'autre part le foie sécrète et envoie par la vésicule biliaire ou du fiel une certaine quantité de bile, véritable savon animal qui vient tempérer l'acidité contractée dans l'estomac, et donner à la masse nutritive une disposition alkaline dans des proportions convenables, proportions que les chimistes ont analysées comme ils analysent tout sans être bien sûrs que la nature leur ait révélé ses secrets.

A compter de ce moment, dont la durée est également variable et peu facile à préciser, la masse nutritive chemine sans interruption le long du tube intestinal par des lois physiologiques qui ne sont perverties qu'en cas de trouble maladif; c'est à compter de ce moment que la nature déploie ses admirables ressources de prévoyance et de conservation. C'est le long du canal intestinal, et près du lieu où la masse nutritive a reçu sa dernière élaboration, que se trouve cette multitude de canaux qui prennent chacun ce qui leur appartient, les uns pour l'entretien des organes qui fonctionnent sans cesse et se reproduisent continuellement, les autres pour fournir à ces mêmes organes les élémens propres à former les fluides de diverses natures, et nécessaires, soit à notre conservation, soit à notre reproduction. La matière chemine toujours avec une lenteur réglée, en suivant le cours des sinuosités des intestins; sur tout son passage se trouvent des vaisseaux absorbans qui aspirent jusqu'à la fin sa partie nutritive, et lorsque le résidu de la digestion arrive dans les derniers intestins, que sa présence sollicite à se contracter pour l'expulser au dehors, on peut dire qu'elle ne contient plus aucun des élémens propres à la nutrition animale. Disons tout de suite, pour ne plus revenir sur ce sujet, que la sortie de cette matière, devenue alors excrémentitielle, a lieu par le dernier orifice du tube digestif; elle doit être alors d'une consistance assez solide, moulée suivant la forme cylindrique des intestins qu'elle a parcourus, et dans l'état de parfaite santé et de bonne digestion elle doit avoir fort peu d'odeur.

Tels sont les phénomènes qui accompagnent l'acte de la digestion depuis l'introduction des alimens dans le corps de l'homme jusqu'à leur expulsion au dehors; et si nous n'avons pas cru pouvoir, dans cette analyse rapide, traiter la question dans tous ses détails et sous les points de vue physiologiques qu'elle comporte, nous espérons en avoir assez dit pour donner une idée nette et précise de cette curieuse opération par laquelle le corps humain s'entretient et se répare.

Sans doute les choses ne se passent pas toujours ainsi, et bien des circonstances, soit physiques, soit morales, viennent troubler le cours des digestions; mais nous avons décrit ce qui a lieu dans l'état normal, le reste est du domaine de la science, et ne pourrait être ainsi traité sommairement; à peine l'est-il d'ailleurs dans les ouvrages spéciaux sur la matière, et si je publie un jour l'ouvrage que je médite depuis longtemps sur ce vaste sujet, je ferai voir que l'histoire seule de la digestion, considérée sous le rapport médical et sous le rapport physiologique, peut faire la matière de plus d'un volume.

DES ALIMENS LES PLUS PROPRES A FOURNIR UNE BONNE DIGESTION ET DE CEUX QUE L'ON PEUT CONSIDÉRER COMME NUISIBLES.

J'ai souvent dit aux malades : *Étudiez votre estomac;* c'est qu'en effet si on le consulte et qu'on sache le comprendre, il en dira plus et mieux que les meilleures théories médicales. Un homme mange de plusieurs choses parmi lesquelles s'en trouve une que l'estomac ne peut supporter; après quelques efforts pénibles de digestion, l'estomac rejette la substance qui lui est contraire, et ne rejette aucune parcelle des autres, qui ont cependant été ingérées en même temps.

Un malade qui habituellement ne peut digérer le lait en prend cependant une tasse; peu après il boit une tasse de bouillon, la digestion tend à se faire;

mais elle devient impossible par suite de ces mouvemens de répulsion que je nomme *disputes d'estomac;* le malade finit par rejeter le lait qu'il a reçu, et ce lait examiné ne contient pas un atôme du bouillon dont la présence n'a point fatigué l'estomac. La science peut-elle physiologiquement donner l'explication de pareils phénomènes, non pas que je sache, et pour moi je ne chercherai même pas à les expliquer; c'est un fait, voilà tout. Ce n'est pas ce que l'on mange qui nourrit, c'est ce qu'on digère, suivant cet axiôme qui doit servir de règle pour le régime du malade aussi bien que pour celui de l'homme en santé; je dirai que l'on doit étudier avec soin l'effet que produisent sur l'estomac les diverses substances alimentaires dont on est dans le cas de faire usage, pour en exclure celles dont la digestion est plus pénible, alors même que le raisonnement semblerait les admettre comme bonnes. Je dirai au chapitre du régime quelles sont les substances qui doivent, selon les différens cas de maladie, composer exclusivement la nourriture des malades; mais comme nous en sommes encore aux généralités, je vais succinctement indiquer celles qui, dans l'état ordinaire de la vie, peuvent composer une bonne alimentation.

1° Pain de froment bien cuit et demi rassis.

2° Viandes de bœuf, de veau, de mouton et bouillon fait avec ces viandes, particulièrement celui de bœuf et de veau. (Les viandes qui ont servi à faire le bouillon ne contiennent plus qu'une petite quantité de principes nutritifs.)

3° Volailles jeunes et tendres.

4° Poissons d'eau de mer ou d'eau douce.

5° Végétaux selon la saison, pommes de terre surtout.

6° Nutritine, substance alimentaire hygiénique à laquelle j'ai donné mon approbation (voyez page 38).

7° Graines féculentes, exotiques ou indigènes.

8° Vin en petite quantité, *vins de France*, bonne qualité, les plus légers par préférence et les moins capiteux. (Cet article ne supporte pas la médiocrité; abstenez-vous du vin comme d'un poison si vous ne pouvez vous en procurer qui soit d'une qualité irréprochable.)

9° Fruits selon la saison, particulièrement ceux où le principe sucré domine.

10° Le laitage, si l'estomac le digère sans décomposition acide.

11° Des œufs bien frais cuits à la coque.

Les choses qu'il faut en général considérer comme mauvaises, sont:

1° Les substances acides et fermentées.

2° Les parties tendineuses et graisseuses des viandes.

3° Les boissons spiritueuses.

4° Les vins étrangers ou donnés pour tels, à très peu d'exceptions près.

5° Les pâtisseries, les sauces savamment faites, les ragoûts, les conserves au sel, au vinaigre, les truffes, les fruits acides.

On pourrait sans doute ajouter beaucoup de choses soit à l'un, soit à l'autre de ces tableaux; mais j'ai cru devoir indiquer principalement celles qui sont d'un usage plus général et par cela même dans le cas d'avoir une plus grande influence sur la vie commune.

On doit remarquer aussi qu'il ne suffit pas qu'une

chose soit classée parmi les choses bonnes ; pour qu'elle soit profitable à la nutrition, il faut encore que cette chose soit d'un bonne nature et d'une bonne qualité. Je connais des personnes qui, par la nomenclature des mets que l'on sert sur leur table, ont la réputation de se bien nourrir ; ces personnes mangent en effet de la volaille, du poisson, du gibier, etc. ; mais cette volaille est maigre et dure, mais ce poisson n'est pas frais, mais je sens ce gibier depuis la porte de la salle à manger.

Vous donnez un grand dîner, et vos convives pleins de confiance en votre loyauté se pressent à votre table ; les mets sont excellens ; mais vous avez lésiné sur les vins, dont l'étiquette trompeuse décèle d'ailleurs un achat fait chez quelque marchand du coin, ou bien un fournisseur infidèle a spéculé sur votre ignorance en cette matière. Votre nectar prétendu n'est que du vin frelaté, un véritable poison ; son action irritante corrode l'estomac et trouble la digestion dont le travail pénible ne se termine qu'à grand renfort d'eau sucrée. Je ne connais rien de plus perfide qu'un mauvais breuvage, et je ne puis souffrir la manie des gens qui vous assassinent en toute innocence de cœur en vous faisant parcourir une longue série de mauvais vins qui n'ont jamais vu le pays dont on prétend les avoir tirés ; il n'est pas nécessaire au surplus que le vin soit d'un grand prix ; il suffit qu'il soit de véritable nature et de bonne qualité.

ALIMENTATION SPÉCIALE.

Il est des personnes dont l'estomac est tellement susceptible qu'elles sont obligées de chercher en dehors des objets composant la nourriture ordinaire les moyens de soutenir ou de réparer leurs forces ; pour ces personnes l'alimentation présentée sous forme de potages offre de grands avantages parce que l'estomac reçoit une matière déjà toute préparée et dont la digestion se fait sans efforts ; il y a plus, c'est qu'après avoir reçu un bon potage, point trop liquide, point trop épais, et composé d'une substance bien nutritive, l'estomac digérera des alimens, de la viande par exemple, qu'il n'aurait pu digérer sans cet accompagnement préalable.

Obligé par devoir de m'occuper avec un soin extrême de tout ce qui intéresse le régime hygiénique des malades qui se confient à mes soins, j'ai dû naturellement porter mon attention sur le mode d'alimentation le plus propre à seconder un médecin dans le traitement des affections des viscères, et particulièrement de celui qui convient aux personnes qui à différens titres voient leurs facultés digestives dérangées ou affaiblies.

C'est dans cette intention que j'ai expérimenté les différentes substances que depuis quelques années on a offertes au public sous diverses formes et sous divers noms ; mais, bien que quelques-unes méritassent d'être distinguées parmi leurs rivales, je dois dire qu'elles ne m'ont pas présenté toutes les conditions qu'il faut exiger d'une substance destinée avant tout à nourrir, et à nourrir *sans dégoût, sans efforts et sans douleur*. En effet, parmi celles que leur saveur agréable pourrait faire préférer, les élémens nutritifs, cette partie si essentielle de l'alimentation, manquent presque complètement, de sorte que prenant un aliment qui flatte agréablement le goût, les personnes qui en font usage ne se trouvent réellement point nourries.

Ces diverses considérations m'avaient, il y a déja quelques années, déterminé à tenter quelques expériences à ce sujet; il s'agissait de chercher parmi les substances végétales nutritives celles qui offraient les meilleures conditions pour l'assimilation animale, puis les combiner de telle sorte que celles qui se trouveraient les mieux pourvues en élémens nutritifs fussent, pour ainsi dire, forcées de faire synthèse avec celles qui se trouvaient chargées de principes rafraîchissans; il fallait, en un mot, obtenir un composé qui fût agréable au goût, *nutritif par excellence*, et qui, tout en nourrissant bien, favorisât le cours de la digestion en même temps que celui non moins important des évacuations naturelles.

Les premiers essais que je fis ne furent pas très heureux; aussi me gardai-je bien d'en répandre le bruit hors de mon cercle intérieur; lorsque j'obtenais un résultat favorable, il était presque toujours combattu par des difficultés d'exécution qui rendaient l'usage de l'aliment trop difficile pour espérer qu'il pût devenir usuel pour la généralité des malades. Seule mon excellente femme, toujours prête à se dévouer lorsqu'il y a quelque bien à faire aux autres, ne se rebuta point des tentatives qu'elle et moi nous faisions pour obtenir sur elle-même l'effet que je cherchais. Une autre difficulté, plus grave encore, semblait opposer un obstacle invincible au succès de mes épreuves; cette difficulté venait de la différence sensible qui se faisait remarquer dans les résultats, selon que la qualité des substances nutritives était plus ou moins parfaite.

M'étant dans mes jeunes années occupé d'agriculture en même temps que de botanique, j'avais plus d'une fois remarqué que la qualité ainsi que la nature même des produits se trouvaient singulièrement modifiés par la nature du sol, les conditions de l'atmosphère, et la manière dont était dirigée la culture jusqu'à parfaite maturité; or je ne pouvais tenter mes expériences que sur les substances féculentes que m'offraient les ressources du commerce, substances qui étaient loin de m'offrir les conditions que je savais être indispensables au succès de mes combinaisons.

Toutes ces difficultés réunies me firent pendant un temps renoncer à mon projet; car je ne pouvais me soustraire à mes occupations pour devenir agriculteur, et mettre moi-même en pratique les idées que j'avais conçues sur la manière de modifier le principe des produits par une culture toute spéciale; une de ces circonstances que le hasard produit me fit rencontrer dans un de mes malades l'homme propre à tenter ce que je ne pouvais faire moi-même; nous fîmes avec patience de nouveaux essais dont les prémices encouragèrent nos communs efforts, et je vis avec satisfaction qu'une nouvelle ressource d'alimentation pourrait être offerte aux malades et aux convalescens.

J'ai dit qu'une substance alimentaire devait nourrir sans dégoût, sans efforts et sans douleur; ce problème m'a semblé complètement résolu par la nouvelle substance alimentaire préparée d'après les principes que je viens d'énoncer; je lui ai donné mon approbation, et j'ai désiré qu'on la nommât NUTRITINE, parce que ce nom, *qui n'a rien d'arabe,* exprime tout simplement l'effet qu'elle produit sur la *nutrition* et sur l'économie animale; sa composition d'ailleurs est toute française, sauf une substance exotique, *le Salep de Perse*, dont l'efficacité dans les maladies de la poitrine et de l'estomac est assez connue pour qu'il soit inutile d'en faire ici l'éloge. Ce sont des extraits de graines féculentes et de substances potagères cultivées sur un sol choisi et préparé à cet effet, puis pulpées, triturées avec le plus grand soin, et combinées enfin dans des proportions telles que l'ensemble de cette combinaison puisse remplir toutes les conditions que j'ai indiquées plus haut; c'est avec confiance que je recommande cette substance à mes confrères, aux malades, et à toutes les personnes qui sont désireuses de se procurer de bonnes digestions, et je la recommande parce qu'elle remplit toutes les conditions sans lesquelles on ne peut raisonnablement admettre un aliment au privilége de concourir à la nourriture des personnes faibles ou valétudinaires, des enfans, des vieillards, des personnes surtout à qui un tempérament trop sec procure presque continuellement de la constipation, des hémorrhoïdes, des embarras gastriques ou intestinaux, etc.

J'ai dit *concourir à la nourriture* et non pas *former* la nourriture; car il est contraire à toutes les règles physiologiques de prétendre composer la nourriture humaine d'une seule substance exclusivement, quelque bonne que puisse être cette substance; aussi la *Nutritine* ne doit-elle entrer que pour une part plus ou moins considérable dans la nourriture des malades, des convalescens, ou des personnes qui en feront usage dans le but seulement de conserver ou d'améliorer leur santé; sa nature la rend principalement propre à composer des potages nourrissans, soit au lait, soit au bouillon de viandes, soit au bouillon de légumes, et son usage n'exclut en aucune façon celui des autres substances alimentaires dont elle favorise la bonne digestion (1).

---

(1) On peut se procurer la Nutritine chez M. Villette, pharmacien, entrepositaire général, rue de Seine-Saint-Germain, 87. Chaque boîte, 500 grammes, et contenant les doses pour vingt potages au moins, se vend 6 francs avec l'instruction sur la manière de la préparer.

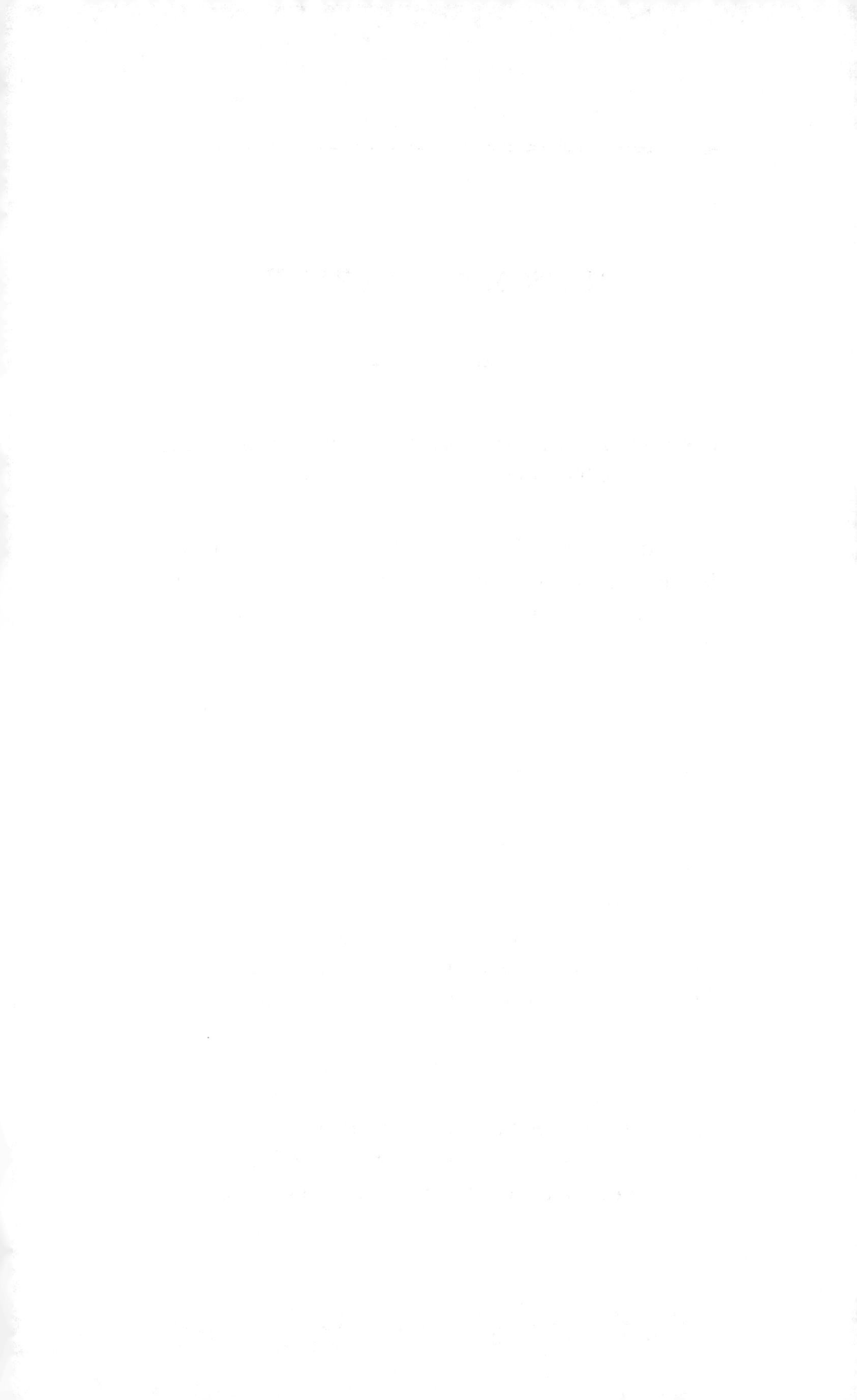

DEUXIÈME PARTIE.

DES AFFECTIONS DE L'ESTOMAC EN PARTICULIER ET DES DIVERS NOMS QU'ON LEUR A IMPOSÉS.

Il existe une maladie dont les signes ne se manifestent pas au visage, qui ne donne pas ou qui donne très rarement la fièvre; celui qui en est atteint n'est point couché sur son lit; rien n'indique en apparence qu'il soit malade; il se lève, marche, parle, travaille; on lui fait souvent compliment sur sa bonne mine; un indifférent lui demande comment il se porte, il répond très bien..... Et pourtant il est malade, il souffre..... Il souffre cruellement, il a souffert le matin, il souffre en ce moment, il souffrira ce soir, il souffrira toujours!..... Comment appelle-t-on cette maladie que les uns reconnaissent et que d'autres nient, quel rang la science lui assigne-t-elle?..... Les anciens la connaissaient; on l'appelait *fièvre épiale*, *lipyrienne*, *fer brûlant*, *cardialgie*, *passion cardiaque*, *fièvre stomachique*. Broussais vint et dit : GASTRITE; puis on fit NÉVROSE, puis GASTRALGIE, etc. etc.; les noms n'ont jamais manqué à une maladie; je voudrais pouvoir en dire autant des moyens de guérison.

Rien de mieux dit, rien de mieux écrit que ce qui a été dit et écrit sur cet état particuliers des organes de la digestion qui caractérise les nuances principales de leurs maladies; les plus savantes dissertations ont éclairé cette page si triste de nos misères humaines; nous savons à faire plaisir reconnaître, décrire, détailler au pauvre malade toutes les phases de sa maladie; mais le traitement, mais la thérapeutique, mais le remède, où sont-ils?..... Hélas! je puis affirmer qu'on ne les trouve à peu près nulle part, et je puis le dire avec certitude, car je les ai bien longtemps et bien en vain cherchés pour moi-même. L'un saigne et ressaigne; l'autre couvre ses malades de sangsues, celui-ci emploie les stimulans; celui-là les débilitans; presque tous proclament la diète comme l'agent, le moyen par excellence; et le malade exténué se consume dans les tortures de la faim et dans les souffrances que lui procure la chétive nourriture que l'on accorde comme à regret à son estomac.

Il en est qui, fatigués de cette incertitude, ont pris le parti de nier complètement ce qu'ils ne peuvent toucher du doigt; ceux-là sourient au mot GASTRITE, et si le malade ne leur présente pas les signes de la douleur ou de la fièvre ils l'envoient tout simplement promener..... aux eaux; ou lui disent de prendre..... patience.

Je serais bien tenté de m'occuper de guérir la maladie elle-même sauf à lui assigner un nom plus tard; cette méthode aurait au moins le mérite de la nouveauté; mais comme il faut bien désigner par un nom quelconque l'objet dont on veut traiter, je vais essayer d'expliquer ma manière de voir sur ce sujet.

Le mot gastrite est trop vague; il dit trop ou trop peu, et cependant il est tellement caractéristique qu'il serait difficile d'en trouver un meilleur. Dans les premières éditions de mon ouvrage j'avais essayé de représenter par un seul mot, *digestalgie*, l'ensemble des phénomènes que présentent les diverses altérations du canal digestif; mais une plus longue expérience m'a fait reconnaître qu'un seul mot ne pourrait désigner divers ordres d'altérations qui ont entre eux des différences extrêmement marquées, savoir : les affections des tissus proprement dits et celles qui consistent principalement dans une anormale excitation du système nerveux ou sur-excitation de la sensibilité nerveuse. Revenant aux anciennes appellations je dirai donc que je reconnais la gastrite dans ces deux ordres d'altération, mais en plaçant dans la première classe la gastrite proprement dite et dans la seconde la gastrite nerveuse que quelques-uns ont appelée *gastralgie*, *névrose*, etc.

DIFFICULTÉS DU DIAGNOSTIC DANS LES AFFECTIONS DES VOIES DIGESTIVES.

Qu'est-ce que la gastrite? est-ce une seule maladie avec des symptômes nombreux et variés? ou bien ces symptômes, selon qu'ils sont diversement groupés, forment-ils plusieurs maladies que le praticien puisse aisément distinguer dans sa pratique? Telles sont les questions que l'on est tenté de se faire lorsqu'on a lu les ouvrages qui traitent de cette singulière affection. Pour moi qui me suis imposé le devoir de lire et de méditer les écrits des autres avant de prendre la plume à mon tour, je dirai avec franchise que ces questions sont loin d'être résolues dans mon esprit d'une manière satisfaisante, et que, désespéré de trouver tant de contradiction entre les dissertations écrites et les faits observés sur les malades, j'ai cherché à oublier tout ce que j'avais lu dans les livres pour être plus à même de lire sans préoccupation dans le grand livre de la nature, le seul qui en définitive ne trompe jamais, *quand on sait y lire.*

J'ai dit à la fin du chapitre précédent que l'expérience m'avait conduit à faire une distinction entre deux ordres de symptômes qui me paraissent constituer deux maladies distinctes, savoir la gastrite proprement dite, et la gastrite nerveuse ou gastralgie. Il ne faut pas croire que ces deux genres de maladie soient tellement dessinés que l'on ne puisse jamais prendre l'une pour l'autre; la ligne qui les sépare est extrêmement subtile, et souvent on a de la peine à la saisir; je vais essayer cependant de rendre sensible cette distinction.

DIFFÉRENCE ENTRE LA GASTRITE ET LA GASTRALGIE OU GASTRITE NERVEUSE.

La gastrite est cette affection particulière qui a son siége ou dans l'estomac uniquement (gastrite simple), ou qui s'étend jusqu'aux intestins (gastro-entérite) et qui rend impossible ou tout au moins très douloureuse la digestion de quelque aliment que ce soit, même des boissons, qui souvent sont rejetées par le vomissement; la région épigastrique est douloureuse au toucher, le ventre est sensible à la pression, il est ballonné, etc., etc. On reconnaît là tous les caractères d'une phlegmasie dont le siége est évidemment la membrane muqueuse soit de l'estomac seul, soit de l'estomac et des intestins.

La gastralgie offre cette différence sensible qu'il n'existe point de douleur apparente à l'extérieur et que ce n'est pas ordinairement au moment de l'ingestion des alimens que le malade souffre, mais un temps plus ou moins long après, quelquefois plusieurs heures; la douleur semble capricieuse, et une chose qui aura été très bien digérée pendant plusieurs jours incommodera fortement un autre jour sans que l'on puisse trouver la raison de cette différence; de même un aliment dont on sera habituellement obligé de se priver digérera tout à coup avec facilité.

Si la gastrite fait redouter toute espèce d'alimentes particulièrement ceux qui demandent un plus grand travail de l'estomac, la gastralgie, au contraire, demande de la nourriture et une nourriture plus substantielle que légère, les viandes rôties par exemple; les malades peuvent même sans inconvénient boire un peu de vin.

Ces différences essentielles entre deux maladies, d'ailleurs semblables sur beaucoup d'autres points, ont causé l'erreur de plus d'un médecin, même parmi les plus distingués, et l'on a souvent fait endurer les tortures de la faim à des malades qui auraient bien pu digérer la côtelette qu'on se gardait bien de leur donner; c'est ce qui explique ces prétendues guérisons dont on a dans ces derniers temps essayé de faire beaucoup de bruit, guérisons dont les causes sont toutes naturelles et s'expliquent tout simplement par le seul effet du changement de régime.

Il est vrai aussi que le charlatanisme n'a pas manqué de s'emparer de ces quelques erreurs de diagnostic pour déblatérer contre les hommes les plus honorables et les plus éminens dans la science; mais en relevant grossièrement ces erreurs, il n'a pas vu qu'il tombait dans une autre bien autrement absurde, en prétendant guérir toutes les maladies par des stimulans énergiques secondés par un régime dans lequel la chair de porc est particulièrement recommandée, sans doute à cause de sa délicatesse.

DE LA GASTRITE PROPREMENT DITE.

La gastrite est une affection de l'estomac qui s'étend le plus souvent jusqu'aux intestins eux-mêmes et s'annonce par divers désordres, dont le principal phénomène consiste dans l'impossibilité de digérer les substances les plus légères; la constipation accompagne presque toujours cette maladie; quelquefois aussi les évacuations sont si promptes et si fréquentes qu'aucun profit réparateur ne peut être retiré par les organes du résultat de ces laborieuses digestions.

Il n'est peut-être aucune affection qui ait une influence plus funeste sur les relations sociales; point de plaisirs avec elle, point de ces douces joies de famille qui font le bonheur de la vie intime; point d'agréables délassemens aux repas offerts par l'amitié; point de compensations aux fatigues du corps ou aux travaux de l'esprit : menaçant l'existence dans son principe même, *la faculté de digestion*, cette cruelle maladie ne fait exception pour personne; l'artisan, l'homme de lettres, le négociant, le magistrat, l'homme riche comme le pauvre, tous sont exposés à sa pernicieuse influence et redoutent également ses atteintes.

Quoi de plus affligeant qu'une maladie, qui, sans nous priver entièrement de la faculté de vaquer aux soins de nos affaires, nous porte l'ame à un sentiment de tristesse indéfinissable, accompagné d'une irritabilité de caractère jusqu'alors inconnue; qui, sans nous ôter le désir, et surtout le besoin de prendre nourriture, nous force à nous abstenir de la plupart des alimens qui seraient ceux de notre choix; nous donne malgré nous un secret dépit contre les apprêts du repas de famille que nous ne pouvons partager? Quoi de plus triste qu'une maladie qui, peu à peu, par l'effet de l'abstinence à laquelle elle nous condamne, use nos forces physiques et nous fait languir misérablement sans mourir?.... Telle une lampe qui, faute d'aliment, menace à chaque instant de s'éteindre, et cependant jette encore par intervalle quelques rayons d'une lumière vacillante, comme pour indiquer que son principe de vie n'est pas complètement tari.

C'est ainsi que se présente la gastrite dans ses effets et dans ses conséquences. Guérir le plus souvent cette terrible affection, *la soulager toujours, promptement et avec certitude,* est-ce rendre un service à l'humanité? Est-ce bien comprendre la mission d'un médecin? Nous l'avons cru, et c'est cette conviction qui nous a porté à rendre publics les résultats heureux qu'une certaine direction d'études et de pensées nous a fait obtenir; mais, nous devons le dire aussi, c'est surtout le besoin impérieux de soulager à tout prix la compagne que la Providence nous a donnée, de celle dont la vie est si intimement liée à la nôtre, qui nous a porté à étudier particulièrement cette funeste maladie.

La gastrite est divisée en deux périodes de phénomènes qui en font véritablement deux maladies bien distinctes : l'une est la gastrite à l'état aigu; l'autre est la gastrite à l'état chronique. Comme toute maladie aiguë, la gastrite a ses phases plus ou moins régulières, et la médecine physiologique a tellement éclairé cette partie de la science que le diagnostic en est extrêmement facile.

GASTRITE AIGUE.

Les caractères principaux de cette affection sont: rougeur de la langue sur ses bords et à sa pointe avec tendance à la sécheresse (1), quelquefois rouge sur toute la surface comme dans la scarlatine; d'autres fois d'un blanc gris, couverte d'une couche assez épaisse vers son centre, et comme on dit communément, *sale* ou saburrale; sentiment de chaleur interne, soif et pourtant bientôt dégoût des boissons, attendu que tout ce qu'on introduit dans l'estomac augmente le malaise et souvent provoque le vomissement; sentiment de gêne à la partie vulgairement connue sous le nom de *creux de l'estomac*, partie qui commence

(1) Nous ne parlons ici que de l'affection gastrique développée sans causes physiques appréciables, et non de la phlegmasie de l'estomac ou des intestins, causée par l'ingestion d'une substance corrosive ou irritante, comme dans l'empoisonnement.

au devant de la poitrine à la fin des côtes et finit un peu au-dessus de l'ombilic. Ce sentiment de gêne se change bientôt en douleur véritable si on appuie la main sur cette partie; le pouls est vif et fréquent, quelquefois petit, serré, et, comme on dit en médecine, *concentré.* Il n'est pas besoin de dire que la présence des alimens dans l'estomac, même les plus légers, cause une augmentation sensible de tous ces fâcheux symptômes; souvent le malade conserve le désir de manger.

Cette maladie, une des plus insidieuses, sans contredit, parmi toutes celles dont notre pauvre humanité est tourmentée, ne se montre pas toujours sous des caractères aussi faciles à suivre que ceux que nous venons de décrire, et c'est ce qui fait que le meilleur livre de médecine n'est souvent d'aucune utilité réelle, car rien ne peut remplacer l'expérience et le tact que l'on n'acquiert que par l'habitude de voir et d'étudier les maladies.

BEAUCOUP DE GENS ONT UNE GASTRITE, ET NE SE SONT PAS APERÇUS DE SON INVASION.

Quelquefois les phénomènes de la gastrite sont si légers en apparence, que la maladie passe de l'état aigu à guérison, mais malheureusement plus souvent à l'état chonique, avant que le malade ait songé sérieusement à réclamer les secours de la médecine. Bien souvent un léger dérangement d'estomac que l'on attribue à une indigestion ou à l'effet insalubre de tel ou tel aliment, de telle ou telle boisson, est déjà un symptôme très prononcé de gastrite; et ce n'est qu'après avoir vu renouveler ces accidens, d'abord peu intenses, puis plus compliqués, plus rapprochés surtout les uns des autres, c'est après avoir éprouvé des douleurs d'estomac, des coliques, des constipations opiniâtres ou des dévoiemens sans cause connue, que l'on songe à réclamer les secours de la médecine : alors si malheureusement la maladie n'est pas de prime-abord reconnue, si le traitement convenable n'est pas immédiatement appliqué, l'état pathologique des organes augmente, et la guérison devient de plus en plus difficile (1).

(1) Un journal (*le Siècle*, 21 janvier) s'exprime ainsi : « On nous » écrit des frontières d'Italie : l'autopsie de la duchesse de Wurtem- » berg a donné les résultats suivans : les organes digestifs présentaient » tous les caractères d'une lésion *incurable*; la *poitrine* et les *pou-* » *mons* étaient dans un état satisfaisant. » Pendant toute la maladie de l'infortunée princesse Marie, on a constamment dit dans le public et dans les journaux qu'elle était en proie à une affection *de poitrine*; le public était donc dans l'erreur, ou l'on n'a pas reconnu la maladie; on prenait peut-être le caractère principal pour un symptôme ; car on dit que la pauvre princesse était dans les derniers temps de sa vie tourmentée par une diarrhée continuelle ; elle aurait donc succombé à une gastro-entérite chronique, autrement dit à une gastrite dans son plus haut degré de développement et d'intensité, affection certainement *curable* et qui, si la version du journal est exacte, n'aurait pas été reconnue !..... Que de regrets alors !.....

TRAITEMENT DE LA GASTRITE A L'ÉTAT AIGU.

Dans un traité complet de la gastrite et des maladies des viscères abdominaux que j'espère bientôt pouvoir publier, je traiterai à fond des divers modes de traitement employés jusqu'à ce jour, et je démontrerai, par les faits et par le raisonnement, que l'on s'est généralement fait une fausse idée de ces affections. Je prouverai que les phlegmasies des organes abdominaux diffèrent essentiellement dans leur caractère, et surtout pour leur traitement, de celles des autres organes ; je démontrerai que pour ces sortes d'affections la méthode évacuante, déjà si heureusement employée dans ces derniers temps pour les fièvres typhoïdes, peut, étant habilement dirigée, obtenir des succès assurés, pendant que le contraire a constamment lieu par la méthode des saignées générales dont on a trop souvent abusé : le peu d'étendue donné à cet ouvrage ne me permet pas de décrire ici avec détails toutes les nuances du traitement que j'emploie le plus ordinairement, et dont le sirop sédatif composé d'après ma formule fait la base principale, en y joignant les remèdes propres à corriger l'âcreté des humeurs, cause presque générale des phlegmasies intestinales. Je me bornerai à dire que ce n'est qu'avec une extrême circonspection que je me décide à employer les saignées dans le cas dont il s'agit, et seulement lorsque le sujet est très pléthorique; encore je ne m'y résous qu'après avoir tenté l'effet de la saignée locale au moyen de quelques sangsues appliquées sur le lieu qui avoisine le plus le siége du mal. Les boissons délayantes et mucilagineuses, les bains, les frictions cutanées, sont des moyens auxiliaires que j'emploie le plus souvent dans la convalescence; le choix des alimens mérite une attention sérieuse; car il ne faut pas croire, ainsi que beaucoup de médecins le pensent, que les malades affectés de gastrite ne doivent point manger : il faut qu'ils mangent, au contraire (1), car la diète rigoureuse leur est aussi préjudiciable que le pourrait être un régime mal réglé; mais il faut savoir choisir l'alimentation propre à leur état, puis ensuite donner à l'estomac la faculté de tolérance nécessaire pour élaborer la digestion. J'ai souvent guéri, comme par enchantement, des gastrites à l'état aigu, par une simple application de dix à douze sangsues à l'anus, suivie de l'usage de mon sirop sédatif à la dose de trois à quatre cuillerées à bouche par jour, espacées entre elles à des distances égales dans la journée; dans certains cas de grande irritation, je prescris une cuillerée avant et une cuillerée après chaque repas. (Voir pour les effets de ce sirop le rapport fait à la Société des sciences physiques ainsi que les observations.)

(1) Mais non pas des tranches de gigot et des beefteks, comme on dit que le prescrit à ses malades un médecin de Paris qui affecte la prétention de guérir la gastrite.

GASTRITE CHRONIQUE.

Si la gastrite aiguë est facile à reconnaître, facile à définir et facile à traiter; si un médecin tant soit peu exercé peut aisément diriger son malade dans cette période de la maladie, et l'amener à voie de guérison, il n'en est pas de même pour la gastrite à l'état chronique, pour cette longue et douloureuse maladie qui, saisissant sa victime par degrés insensibles, finit par s'en emparer complètement; maladie d'autant plus insidieuse que ses traces ne paraissent que rarement à l'extérieur (1). Cette affection, lorsqu'elle est parvenue à son point essentiel de développement, altère le moral des malades, trouble toutes les relations de famille ou de société, ôte repos, bonheur, espérance d'avenir, et détruit insensiblement les ressorts de la vie en tarissant la source indispensable de réparation et de production. Oh ! que cette maladie est longue, combien elle fait souffrir, combien elle afflige ceux dont les tendres soins voudraient apporter remède aux maux des êtres qui leur sont chers! Pour nous qui l'avons vue de près, bien souvent, bien longtemps à notre chevet, nous qui savons les mauvais jours, les plus mauvaises nuits qu'elle nous a comptés, nous croyons fermement avoir mérité quel-

(1) On voit souvent des malades, surtout parmi les femmes, affectés de gastrites très graves, conserver sur leur visage l'apparence de la plus belle santé. J'ai connu une jeune dame qui souvent dérobait ses pleurs à ceux qui lui disaient : *Vous avez une fraîcheur qui annonce une bien bonne santé : mon Dieu! que vous êtes heureuse !*

que chose de l'humanité en offrant à nos concitoyens le résultat de nos travaux et de nos efforts contre cette terrible maladie.

SYMPTOMES DE LA GASTRITE CHRONIQUE.

Ainsi que nous l'avons dit plus haut, la gastrite s'empare d'un malade souvent d'une manière insensible; d'abord on éprouve quelque difficulté à digérer, puis des indigestions sans cause bien connue, ou des renvois acides après avoir mangé, un sentiment de malaise vers la région de l'estomac, de la pesanteur, disposition particulière au sommeil peu de temps après le repas, presque toujours gonflement pénible du ventre pendant la digestion; ce gonflement, plus ou moins considérable, est quelquefois tel qu'il semblerait qu'on a insufflé de l'air dans le ventre, lequel devient tout à coup serré et tendu comme un tambour; à cela se joint, dans la plupart des cas, une grande difficulté pour aller à la garde-robe, plus rarement le dévoiement; les malades rendent avec peine des matières dures qui ressemblent assez à de petites noix de volumes divers; ces matières grumelées sont souvent accompagnées d'une sécrétion blanchâtre mucilagineuse, ressemblant assez à du blanc d'œuf mal cuit; ceci est toujours un symptôme assez grave, et c'est un de ceux qui disparaissent le plus aisément par l'usage des pilules fondantes; ces pilules que j'ai formulées à cet effet ont la propriété de rendre le ventre libre, les évacuations douces et faciles, et jamais elles ne procurent ni tiraillemens ni douleurs aux intestins les plus délicats.

Les malades souffrent plus ou moins; quelquefois la digestion est plus laborieuse, plus gênante que douloureuse, et au bout de quelques heures tous les symptômes disparaissent pour recommencer avec une nouvelle digestion; souvent les malades éprouvent un sentiment de chaleur, une ardeur brûlante et douloureuse; d'autres fois il semble aux malades qu'ils ont une plaie interne vive qui se trouve en contact avec les alimens; ils y éprouvent comme l'effet d'un fourmillement. Une personne me disait qu'elle éprouvait une sensation semblable à celle que lui ferait éprouver un animal qui lui aurait dévoré l'estomac; cette personne était persuadée qu'elle avait un cancer interne; la douleur s'étendait jusqu'au dos; c'est qu'en effet l'irritation de l'estomac est telle qu'elle peut simuler tous ces symptômes et produire les sensations les plus diverses. J'ai vu des malades qui semblaient éprouver quelque soulagement à s'appuyer fortement le dos ou l'estomac contre quelque corps dur, d'autres à prendre des boissons extrêmement froides.

Il est un symptôme particulier qui, je crois, n'a pas été mentionné par les auteurs, c'est celui du sentiment de courbature qui se fait sentir dans la continuité des bras et aux articulations scapulo-humérales (du bras avec l'épaule). Les malades éprouvent souvent des douleurs si vives dans ces parties sur la fin du travail de la digestion, que j'ai entendu dire à plusieurs qu'il leur semblait qu'on essayait de leur arracher les bras.

Les personnes affectées de gastrite ne peuvent se livrer à des travaux qui exigent l'emploi d'une certaine force musculaire; j'ai souvent remarqué que la fatigue occasionnée par la marche ou par un travail inaccoutumé était une cause d'aggravation dans les caractères de la maladie.

Pendant les plus fortes crises de gastrite, *il n'y a point de fièvre;* le pouls est plutôt faible que fort, plutôt lent que rapide; cette particularité établit une grande différence entre la gastrite et la plupart des autres maladies, et prouve que le traitement antiphlogistique outré qu'on lui appliquait jadis n'était guère basé sur l'observation attentive des faits.

GASTRITES NERVEUSES (1).

(GASTRALGIES.)

Il y a deux sortes de gastralgies bien distinctes entre elles et qui nécessitent également une différence dans le mode de traitement; la première est la gastralgie qui a lieu par éréthisme nerveux ou irritation nerveuse, je l'appellerai sthénique; la seconde reconnaît pour cause une atonie générale ou simplement locale du tissu nerveux des organes de la digestion, je l'appellerai asthénique. La première exige des calmans, des adoucissans, des narcotiques même; la seconde demande l'emploi des stimulans, des toniques administrés avec prudence et discernement.

Il faut une grande habitude pour distinguer la gas-

(1) De même que la gastrite peut être gastro-intestinale lorsqu'elle intéresse l'estomac et les intestins, de même la gastrite nerveuse ou gastralgie peut étendre son siége à tout le tube digestif, c'est alors une gastro-entéralgie.

tralgie ou gastrite nerveuse de la gastrite proprement dite ; car les phénomènes principaux de ces deux affections se rapportent également à l'une comme à l'autre ; cependant il existe plusieurs signes distincts qui peuvent aider à les faire reconnaître.

Dans les gastralgies ce n'est pas pour l'ordinaire immédiatement après l'ingestion des alimens que les malades éprouvent de la gêne ou de la douleur, mais un temps plus ou moins long après, quelquefois plusieurs heures. L'épigastre est rarement douloureux, mais le ballonnement fatigant du ventre pendant la digestion est généralement plus considérable dans la gastrite.

La nature des alimens dans les gastralgies n'influe pas d'une manière sensible sur l'état de l'estomac ou des intestins ; les malades peuvent manger de tout et beaucoup sans être sensiblement plus incommodés que lorsqu'ils observent un régime sévère ; il y a même cette particularité, c'est que les alimens réputés être d'une digestion plus facile, tels que les végétaux, le poisson, le laitage, les choses peu consistantes en général en sucs nourriciers, digèrent avec moins de facilité que les choses solides et nourrissantes, les soupes épaisses, la viande, en un mot tout ce qui constitue le régime gras et fortifiant.

C'est faute d'avoir suffisamment apprécié ces différences que la plupart des médecins confondent deux affections qui ne se ressemblent que par la physionomie et qui exigent de grandes différences dans le traitement. C'est ainsi que les uns s'obstinent à tenir leurs malades à une diète sévère qui les exténue, et que les autres prescrivent sans discernement une forte nourriture à des malades qui demandent en vain grace et merci devant la masse de grosse viande qu'on les oblige à manger.

Il est vrai que pour aider quelque peu à la digestion de cette nourriture de portefaix on donne aux malades des tisanes échauffantes composées de substances fortement aromatiques; ces boissons font à peu de chose près sur l'estomac l'effet que produit l'avoine mêlée de vin sur un vieux cheval auquel on veut donner une vigueur factice et par conséquent passagère.

Un caractère commun à presque toutes les affections de l'estomac, mais plus particulier aux gastrites nerveuses, c'est l'altération de la voix; cela est surtout remarquable chez les personnes qui cultivent la musique vocale; j'ai eu à soigner une dame chez qui ce symptôme était tellement marqué que le son de sa voix seulement m'indiquait parfaitement l'état où elle se trouvait à ma visite. J'ai donné mes soins à un jeune homme qui regrettait peut-être plus sa belle voix perdue par suite d'une affection de l'estomac, qu'il ne regrettait sa faculté digestive; sa voix revint plus fraîche et plus étendue qu'auparavant lorsque la guérison fut complète.

Lorsque l'estomac souffre, tout souffre; la fraîcheur disparaît; la peau perd son poli, sa blancheur; les ongles deviennent ternes; les cheveux, d'ondoyans qu'ils étaient, deviennent secs, chétifs; puis ils tombent ainsi que les cils; les dents jaunissent ou se carient; les gencives deviennent saignantes; l'haleine fétide et chaude; c'est enfin une dissolution générale qui se manifeste d'abord aux formes extérieures et qui parvient peu à peu jusqu'aux sources de la vie.

DES CAUSES DE LA PLUPART DES AFFECTIONS DES VOIES DIGESTIVES.

Lorsqu'une maladie se montre plus fréquemment dans un temps que dans un autre, lorsque surtout elle apparaît comme une sorte de nouveauté qui vient affliger la population contemporaine, il faut rechercher la cause de son invasion dans l'influence des choses intérieures autant que dans celles qui sont extérieures : c'est ainsi que faisait Hippocrate, de divine mémoire. L'air, la terre, les alimens, l'influence des vents et des saisons, les différences de température, tout était observé par ce médecin philosophe, qui cherchait bien plus à guérir les maladies en combattant leurs causes, qu'à fonder sa force thérapeutique sur l'empirisme des remèdes. La gastrite nous fournit l'application de cette sage théorie; on connaissait fort peu la gastrite autrefois, du moins telle que nous la connaissons aujourd'hui; les anciens nous ont transmis peu de documens sur sa nature et sur son traitement; Boerrhaave, Stoll, Hoffmann, Cullen ont tour à tour envisagé la gastrite sous divers points de vue, selon qu'ils étaient imbus du système humoral ou du système solidiste; mais on chercherait vainement dans leurs ouvrages des données concluantes propres à éclairer le diagnostic de l'affection que nous voyons de nos jours, de cette affection particulière de l'estomac et des autres parties de l'appareil digestif, que, faute de mieux, et pour se faire comprendre, on a qualifiée de gastrite chronique, et que nous avons proposé de nommer *Digestalgie*. Dans les temps plus rapprochés de nous il ne paraît pas qu'on ait mis une grande importance à décrire cette maladie, ce qui, pour le noter en passant, semble un signe certain qu'elle était peu commune. Pinel vint et rangea la gastrite dans ses nombreuses catégories de fièvres, système alors en faveur dans le monde médical; puis enfin Broussais, qui, le premier, armé du flambeau de l'observation pathologique, détruisit le trompeur échafaudage des fièvres *essentielles*, et démontra que ce que l'on s'était avant lui efforcé de classer et de sous-classer comme des maladies particulières, n'était en réalité que les symptômes d'altérations morbides dont on avait presque complètement ignoré l'existence, ou que l'on considérait comme l'effet pathologique des prétendues fièvres essentielles; prenant ainsi à la lettre la cause pour l'effet, et le symptôme pour la maladie. Broussais est sans contredit le premier médecin qui ait tracé avec l'habileté que donne un haut savoir l'histoire des lésions des organes internes. Il a le premier introduit dans les études de la science médicale les lumières d'une saine philosophie; mais extrêmement préoccupé du soin de renverser le système de ses adversaires afin d'élever sur ses ruines les bases de la médecine physiologique; obligé, par la nature même de la mission qu'il s'était donnée de grouper tous les symptômes, de presser tous les faits afin de présenter sa doctrine avec cette unité de principes et de vues qui en ont fait la gloire et en ont assuré le succès, Broussais, disons-nous, comme chef d'une école qui n'admettait point de composition, n'a pas même dû songer aux exceptions qu'auraient cependant méritées les altérations extrêmement variées de divers viscères du bas-ventre, et particulièrement de l'estomac, dans le fait de la digestion.

La gastrite, avons-nous dit, était généralement peu connue autrefois, nos pères le disent et nous pouvons les en croire, car ici les écrits sont d'accord avec la tradition; il faut donc que quelque circonstance particulière ait, dans ces derniers temps, favorisé le développement de cette maladie. En suivant le précepte d'Hippocrate, nous avons dû rechercher avec soin, parmi toutes les causes qui peuvent influer sur la santé des hommes, quelles étaient celles que l'on pût accuser de préférence à toutes les autres; nous avons dû porter notre attention sur les choses qui, par leur influence habituelle, ont une action directe et journalière sur l'estomac et sur les intestins, par conséquent et en première ligne les alimens et les boissons. Si la gastrite n'atteignait que les hommes du peuple, malheureusement adonnés à de mauvaises habitudes, buvant parfois outre mesure, et qui dès le matin s'ingèrent dans l'estomac, à jeun, et comme on pourrait dire, *à cru*, plusieurs verres de mauvais vin ou de plus mauvaise eau-de-vie; si l'on ne rencontrait cette affection que chez les pauvres dont la nourriture est presque toujours grossière et de mauvais choix, nous aurions aisément conclu que la maladie était une conséquence naturelle de l'action des boissons alkoolisées ou des alimens réputés *indigestes;* mais il n'en est pas toujours ainsi, et c'est même presque toujours le contraire qui a lieu. Sans prétendre établir ici comme un point de fait, que l'usage du vin ainsi que celui des liqueurs ne puissent être nuisibles à la santé, nous devons cependant déclarer que, généralement parlant, il y a infiniment moins de gastrites parmi les gens qui vivent d'une façon un peu excentrique, *mangeant et buvant à chaque instant du jour*, que parmi ceux qui mènent une vie extrêmement régulière. Parcourez les halles, les marchés, voyez ces femmes joyeuses et hardies aux belles et fraîches couleurs, mangeant à belles dents un énorme morceau de pain aiguisé d'un peu d'ail ou du fumet d'un hareng saur; voyez ces vigoureux ouvriers des ports, ces robustes *forts* de nos bazars publics, manger en plein air la solide portion de soupe ou de légumes que leur tient toute prête et toute chaude la cuisinière nomade, providence de ceux dont la vie est dans les bras. Voyez les uns et les autres, quand le labeur est un peu productif, ou, comme ils disent, *quand le temps n'est pas trop dur*, s'acheminer vers le marchand de vin du coin, et arroser leur solide repas d'un grand verre de vin qu'il boivent *sans eau*, attendu, disent-ils, *que tout y est d'avance*, et plût à Dieu qu'il n'y eût que de l'eau!... Eh bien! ces gens-là *mangent souvent* et de toutes sortes de choses, boivent de même, et n'ont pas de gastrite.

Depuis bientôt un demi-siècle nos habitudes de vie ont subi une aussi grande révolution que celle de nos idées et de nos mœurs politiques; un repas important a été complètement supprimé, le *souper :* on pourrait même dire deux, car le déjeûner est peu de chose pour beaucoup de gens, et le petit repas que l'on nommait le *goûter* a disparu tout-à-fait, surtout dans les villes; à peine quelques pensions le conservent-elles pour les enfans qui plus que les adultes ont dû ressentir l'effet des changemens qui ont eu lieu dans nos habitudes. Une grande activité de corps et d'esprit, le besoin de laisser une plus large place aux affaires, à l'étude, aux travaux industriels, ont fait perdre à la régularité des heures de repas l'importance qu'elle avait autrefois. Beaucoup de gens ne mangent réellement qu'une seule fois par jour, vers six ou sept heures du soir; de sorte que si la digestion de ce repas est terminée à dix heures, il se passe vingt heures avant que de nouveaux alimens viennent faire fonctionner l'estomac, cette machine animée qui doit sans cesse fonctionner, au moins pendant le temps de veille, et qui, lorsqu'elle n'a pas à exercer son action sur des substances nutritives, l'exerce sur elle-même et d'une manière bien funeste si on la laisse trop longtemps dans l'état de vacuité.

Autrefois les heures de repas étaient tellement régulières, malgré le court intervalle qui les séparait, que l'on eût été fort mal venu de se présenter pour affaire chez un commerçant ou partout ailleurs aux heures consacrées aux repas (1). Maintenant il n'en est plus ainsi, le repas est une charge, une peine pour beaucoup d'individus essentiellement préoccupés de leurs inté-

(1) Il en est encore de même chez tous les peuples du Nord et dans nos départemens qui se trouvent dans cette direction, excepté pour la classe élevée, qui suit les habitudes de la capitale. Je me souviens que lors de nos campagnes d'Allemagne, il m'est arrivé plus d'une fois soit à Vienne, soit à Berlin, de me présenter en vain à la porte d'un marchand que j'apercevais du dehors dînant fort tranquillement avec sa famille et ses commis; le bruit que je faisais inutilement pour ouvrir la porte, fermée en dedans avec précaution, ne leur faisait pas même tourner la tête, ou j'obtenais simplement un signe de tête négatif qui annonçait clairement que ma venue était intempestive.

rêts matériels, pour ceux qui sacrifient tout au besoin de gagner ou à l'exigence de leurs occupations. J'ai soigné un marchand qui, peu confiant dans le zèle de ses garçons, même dans celui de sa femme, ne pouvait se résoudre à prendre quelque nourriture tant qu'il voyait un chaland dans sa boutique; il en résultait qu'on ne savait chez lui à quelle heure on mangerait, et sa cuisinière m'a souvent raconté qu'il lui arrivait d'apporter et de remporter la soupe plus d'une fois avant qu'elle fût acceptée. Cet homme était en proie à une gastrite des plus intenses. Je soigne encore en ce moment une dame dont la profession est assez productive par le talent qu'elle y apporte; cette dame, qui trouve tout son plaisir à orner son appartement de beaux meubles et de ces mille colifichets dont le goût ne se rencontre ordinairement que dans la classe riche de la société, ne peut se résoudre à quitter son travail pour prendre un repas qui l'attend souvent plusieurs heures; il en est de même pour son sommeil dont elle se priverait tout-à-fait si cela était en son pouvoir : il n'est pas besoin de dire qu'elle est également victime de la gastrite.

Ce que nous venons de dire fait assez connaître notre opinion sur l'influence des règles de l'alimentation sur la santé publique; oui, nous sommes persuadés que les trop longues distances d'un repas à un autre, et la nécessité, par suite, de beaucoup manger en une seule fois, sont les causes principales sinon uniques de l'altération que l'on remarque dans la santé d'un grand nombre de personnes. Sans doute il est difficile de changer des habitudes acquises; mais ceux qui tiennent à conserver leurs organes dans un bon état de vitalité ne doivent point hésiter à faire le sacrifice de leurs goûts ou de leurs commodités; l'estomac ne peut se plier aux exigences de la mode ou à celles de nos intérêts privés, et lorsque nous voulons le soumettre à nos capricieuses volontés, son état de souffrance ne tarde pas à nous faire connaître que c'est en vain que nous prétendons imposer à nos organes des lois qui ne s'accordent point avec les besoins de notre nature.

INFLUENCE DE L'ÉPOQUE DITE CRITIQUE POUR LES FEMMES.

L'époque désignée communément pour les femmes sous le nom d'*époque critique*, d'*âge de retour*, déjà par plus d'une raison si orageuse pour elles, se complique souvent de gastrite et plus souvent encore de gastralgie. Ici les symptômes se modifient à l'infini, et prennent des caractères si divers qu'un volume suffirait à peine pour en indiquer toutes les nuances; c'est ce que nous ferons dans l'ouvrage que nous nous proposons de publier. Le médecin doit être, dans cette circonstance, doué du tact observateur; il est essentiel qu'il ait étudié avec attention les caractères si légers des altérations organiques qui s'annoncent dans la plupart des cas par des sensations morales inaccoutumées, par des irrégularités d'humeurs, trop souvent mal interprétées. Si nous pouvions dire ici tout ce que l'expérience et l'observation nous ont appris, que de choses en apparence inexplicables se dévoileraient tout à coup, et combien de faits dont la tête et le cœur sont accusés qui ne doivent leur existence qu'à l'état pathologique de l'estomac et aux souffrances qu'il fait endurer (1)!

INFLUENCE DES ÉVACUATIONS NATURELLES SUR LA SANTÉ ET SUR LE MORAL DES INDIVIDUS.

Voltaire, qui était souvent constipé, a dit quelque part que les hommes cruels n'allaient pas facilement à la garderobe. Cette pensée a toute la profondeur et toute la portée que cet homme extraordinaire mettait dans ses réflexions; elle prouve de plus qu'il connaissait fort bien l'influence qu'exercent sur notre moral les variations auxquelles est sujette cette partie de nos fonctions animales, et sans doute lui-même a vu souvent son caractère irascible et sa fougue bilieuse diversement excités par l'état de son ventre. Rien ne dispose à la tristesse, aux idées sombres comme la constipation, et la gastrite, qui déjà rend si malheureux, dispose plus que toute autre chose à cet état fâcheux des fonctions de l'abdomen.

Il serait vraiment curieux de rechercher dans la vie, dans les habitudes intimes des hommes, et jusque dans leurs fonctions les plus secrètes, l'explication de faits qui étonnent parfois ou qui affligent l'humanité. Personne, que nous sachions, ne s'est avisé jusqu'ici

(1) Voyez aux maladies nerveuses.

d'ériger en oracle d'une nouvelle espèce le lieu secret où le gentilhomme comme le bourgeois, l'homme d'État comme le manant, vont d'une façon toute semblable se débarrasser d'un résidu en tout pareil, quoique provenant de substances différentes pour ce qui est de leurs caractères extérieurs. Hélas! oui, et n'en déplaise aux gens délicats que mon langage pourrait choquer, l'humble ouvrier qui débarrasse pendant la nuit de nos demeures, ou qui emboite à la façon nouvelle, pendant le jour, le produit infime de nos digestions, ne saurait distinguer le résultat de la nourriture de la plus élégante dame, de celui qui est le produit de la chétive et grossière nourriture de nos artisans; c'est que vous avez beau dorer, parfumer, couvrir ce corps d'étoffes somptueuses, la nature est la même, les besoins sont les mêmes, et le mécanisme de ses fonctions aussi le même, soit qu'elles s'exercent sous le velours, soit qu'elles s'exercent sous la bure; mais revenons.

Si nous traçons dans la série de nos prédispositions intellectuelles, et parmi celles qui forment le *caractère essentiel* de l'homme une ligne droite, en prenant pour point de centre la disposition *bonté*, nous trouverons, en allant directement vers les dispositions d'un ordre élevé, que cette ligne atteindra les dispositions *violence*, *fureur*, en passant par les dispositions intermédiaires essentielles, *fermeté*, *courage*, *audace* (1); et si

(1) On comprend que dans cette théorie toute sommaire, et que nous donnons, sans y attacher une importance dogmatique, nous négligeons une foule de dispositions intermédiaires peu tranchées. Ainsi l'*opiniâtreté*, la *colère*, la *dureté*, la *persistance dans les idées*, etc., etc., trouveraient ici leur place : souvent aussi une disposition se neutralise par une autre. Rien dans la nature ne peut rigoureusement se classer.

nous dirigeons ensuite cette ligne, à partir de la disposition *bonté*, vers les dispositions plus douces, pour ne pas dire d'un ordre moins élevé, nous trouverons, en suivant également une ligne directe, la disposition *pusillanimité*, en passant par les dispositions intermédiaires, *bienveillance*, *débonnaireté*, *faiblesse*. La bonté est donc le *juste-milieu* de cette ligne de nos dispositions naturelles dont un bout tient à la fureur et l'autre bout à la pusillanimité; eh bien! à notre avis, tous ceux qui ont le système sanguin dominant, la fibre ferme, le fluide nerveux actif, seront, par la nature même de leur organisation, disposés naturellement au premier ordre des dispositions que nous venons de désigner; ces gens-là auront rarement le ventre libre (je demande pardon pour mes définitions, mais la science ne peut reculer devant les difficultés de mots), et si à ce tempérament sanguin se mêle en excès le tempérament sec et chaud, nommé par les anciens bilieux (atrabile, atrabilaire), ces gens-là seront souvent constipés et seront plus que tous les autres disposés aux actes violens, soit qu'ils les commettent eux-mêmes, soit qu'ils les conseillent, soit qu'ils les ordonnent; Néron, le pape Clément VI et Philippe-le-Bel étaient probablement constipés.

Si, à partir de la disposition *bonté*, qui est le point d'équilibre, la combinaison parfaite, la perfection désirable de l'espèce humaine, nous nous dirigeons vers la disposition *pusillanimité*, nous dirons que ceux chez qui le système muqueux et lymphatique domine, qui ont la fibre molle, le fluide nerveux lent, sont, en vertu du même principe, poussés vers le second ordre des dispositions intellectuelles, et iront plus ou moins avant dans cette direction, suivant que leur organisation aura plus ou moins de ténacité; ces gens-là auront des garderobes faciles. On sait l'effet que produit la peur sur certains individus, et plus d'un apprenti brave a senti son ventre grouiller au premier coup de feu de l'ennemi.

Ne cherchons donc point si haut l'explication de tant de catastrophes, de si longues guerres et de discordes civiles, lorsque c'est tout simplement l'effet du tempérament de ceux qui ont fomenté, dirigé ces grands événemens; et lorsque vous voyez un ministre, exploitant quelque calamité publique, venir demander à la législation de nouvelles rigueurs pour ajouter aux rigueurs déjà imaginées avant lui, tâchez de savoir de son valet de chambre si depuis quelques jours il n'a pas été à la garderobe.

Nous savons tout ce qu'il peut y avoir en apparence de paradoxal dans le système que nous venons de développer très sommairement; mais ce n'est pas une raison pour le mépriser tout-à fait; les meilleures idées se sont très souvent introduites sous la forme de plaisanteries; et d'ailleurs il ne faut pas croire que ce qui vient d'être dit se soit trouvé tout juste aujourd'hui même au bout de notre plume, et comme pour remplir une page ou deux; c'est le résultat de nombreuses observations dont nous pourrions citer les sujets si nous n'avions à craindre de blesser le principe de civilité connu : que l'on doit indulgence aux morts et politesse aux vivans (1).

---

(1) Les grands seigneurs orientaux, *autrefois*, faisaient, par forme

Quoi qu'il en soit de notre système, que nous ne pourrions développer sans entrer dans des définitions physiologiques qui nous écarteraient beaucoup de notre sujet, il est bien démontré que si la gastrite dispose à la constipation, la constipation à son tour augmente les accidens de la gastrite; aussi avons-nous grand soin de remédier à cet inconvénient par tous les moyens possibles; cet objet fait partie essentielle des instructions que nous donnons aux malades qui se confient à nos soins et c'est en grande partie ce qui nous a déterminé à donner notre approbation toute particulière à la substance dite Nutritine qui nourrit parfaitement tout en favorisant le cours des évacuations. (Voyez le chapitre de l'*Alimentation spéciale*, page 38.)

---

de passetemps, et pour éprouver le tranchant de leur cimeterre, sauter quelques têtes d'esclaves *après dîner*. Autrefois aussi ils faisaient un usage copieux d'opium, qui, bien que d'une nature et d'une préparation différentes de celui qui nous parvient par le commerce, enivrait leurs sens, et devait, tout comme le nôtre, porter à la constipation. Charles IX, qui tirait sur les bons Parisiens des coups de sa royale carabine, allait difficilement à la garderobe. Que n'a-t-il pris quelques laxatifs la veille de la Saint-Barthélemy!

DES DIFFICULTÉS QUE PRÉSENTE LE TRAITEMENT DES MALADIES DE L'ESTOMAC.

« Je donnerais tous les livres de ma biblio-
» thèque pour une page de thérapeutique
» qui m'apprendrait à guérir d'une manière
» certaine la migraine ou les panaris.
» BORDEU. »

Si l'on a fait attention à ce que nous avons dit sur les différentes espèces d'altérations auxquelles sont exposés les organes de la digestion, on concevra sans peine les difficultés qui se présentent lorsqu'il s'agit d'indiquer dans un livre élémentaire les nuances que doit suivre le traitement rationel de ces maladies; elles sont telles en effet qu'il y aurait témérité à chercher à les surmonter, non seulement à cause des différences essentielles qui existent entre les maladies elles-mêmes, mais encore à cause de la diversité qu'elles présentent dans leur siége et dans leur intensité.

Nous l'avons dit, aux unes il faut des toniques et un régime fortifiant, aux autres des calmans secondés par un régime doux et quelquefois sévèrement observé. Décrire un traitement, en nuancer les différentes combinaisons serait donc exposer les malades à des erreurs bien autrement graves que celles que peuvent commettre les médecins eux-mêmes; car ceux-ci ont toujours la ressource de leur savoir pour parer aux conséquences d'une erreur de thérapeutique ou de régime.

Ce que l'on peut dire, c'est qu'il faut avant toute chose avoir égard au tempérament du malade et aux causes prédisposantes de la maladie ainsi qu'aux circonstances qui peuvent l'aggraver. Fortifier la vitalité ou calmer l'irritation selon que la maladie est sthénique ou asthénique, selon qu'elle tient à une cause d'atonie ou à une cause d'irritation, tel est le point de départ d'où dépend en entier le succès du traitement; mais en même temps que l'on donne aux organes la médication qui est propre à leur genre d'altération, il faut avoir soin de déplacer le principe morbide par une manœuvre dérivative qui l'attire et l'expulse au dehors, soit par les évacuations naturelles, soit par des secrétions artificiellement produites en vue de guérison.

Ce serait ici le lieu de parler avec quelque détail des médicamens composés dont j'affectionne l'emploi, parce qu'ils me fournissent des armes puissantes dans le traitement des affections chroniques des viscères; mais que dirais-je? ce ne sont pas des médicamens nouveaux sur l'effet desquels je doive appeler l'attention des savans, ce sont des combinaisons diverses que quinze années d'expérience et d'études m'ont fait reconnaître supérieures à tout ce que je connaissais auparavant; je les applique selon les inspirations que je reçois de la maladie et des circonstances qui l'accompagnent ou qui l'ont précédée; il m'est arrivé ce qui arrivera dans tous les temps à un médecin qui affectionne la science à laquelle il s'est voué; à force d'expérimenter des remèdes j'ai fini par rejeter de ma pratique tous ceux, et le nombre n'est pas petit, que j'ai reconnus inefficaces ou dangereux; je me suis ainsi composé une pharmacopée tellement restreinte qu'elle tiendrait dans la main; c'est un petit arsenal qui contient des armes qu'il faut savoir manier avec quelque habileté pour en tirer tout le parti qu'on est en droit d'en attendre.

Ces considérations m'arrêtent malgré moi dans le détail que je voudrais donner sur quelques médicamens dont j'ai tant de fois constaté l'efficacité ; il faudrait entrer dans le détail de leurs diverses combinaisons, désigner ceux qui se neutralisent et ceux qui se fortifient dans ces combinaisons; il faudrait décrire le caractère de chacun d'eux, les falsifications qui en altèrent trop souvent l'effet, en désigner les doses, en préciser l'emploi ; il faudrait en un mot tracer des règles de thérapeutique médicale dont l'application serait hérissée de difficultés ; un bon médicament mal employé peut produire des effets contraires à ceux que l'on attend ; c'est une épée à deux tranchans qui peut blesser celui qui la saisit pour sa défense.

Mais si le malade ne peut de lui-même s'administrer des remèdes, il faut qu'il sache au moins connaître sa maladie et en apprécier la gravité afin d'être plus à même de porter un jugement sur le traitement qu'on lui fera suivre; et c'est à quoi je me suis particulièrement appliqué dans le cours de cet ouvrage.

Il ne faut point s'endormir dans une fausse sécurité sur les conséquences d'un premier dérangement dans les fonctions digestives ; car bien souvent un premier avertissement est le précurseur de la tempête; les malades disent quelquefois : « *Je ne souffre pas » pour digérer, j'éprouve seulement de la gêne, de la difficulté;* » mais digérer difficilement, c'est commencer à digérer avec douleur; digérer avec douleur, c'est commencer à ne plus digérer du tout, *c'est le commencement de la fin.*

La gastrite est comme le ver solitaire, elle n'avertit

de sa présence que lorsqu'elle est à peu près la maîtresse du logis.

De petits symptômes que l'on néglige sont la plupart du temps des signes précurseurs de la maladie; bientôt ils grandissent, et alors on regrette avec amertume le temps perdu.

Il ne faut pas non plus que l'ancienneté de la maladie ou que l'âge avancé du malade soit une cause de découragement; les maladies chroniques, et en particulier celles de l'estomac, sont presque toujours anciennes parce qu'on ne s'en occupe pas à leur début, et quant à l'âge, c'est ici le cas de dire qu'il n'existe que relativement à l'état de santé; le jeune homme qui digère mal est plus vieux que le septuagénaire qui conserve un bon estomac.

Quelle que soit la gravité d'une maladie il est toujours possible de la soulager, et l'on verra dans les observations consignées à la fin de cet ouvrage des faits qui prouvent qu'il ne faut pas désespérer d'une guérison, bien qu'au premier abord elle pût paraître impossible.

Ce qui est très positif, c'est que je suis arrivé à une telle certitude de résultats que je puis me promettre avec confiance la guérison d'une maladie, quelle que soit son ancienneté, lorsqu'elle n'est point parvenue jusqu'au désordre organique; et que même dans ce cas désespéré j'ai toujours la satisfaction de prolonger les jours du malade, de diminuer ses souffrances, et de rendre la vie douce à celui qui en écoulerait les restes dans les tourmens du désespoir et de la douleur.

L'irritation maladive des organes de la digestion est souvent entretenue par la présence des glaires et des humeurs âcres qui sont le produit de leur état pathologique; la nature ne peut s'en débarrasser toute seule et leur agglomération finirait par obstruer l'estomac aussi bien que les intestins; le médecin doit avant tout chercher à bien apprécier sous ce rapport l'état du tube intestinal afin de le débarrasser de ces humeurs par des moyens doux et cependant assez actifs pour vaincre cette fâcheuse disposition.

C'est lorsque le canal digestif est parfaitement libre qu'il faut songer à diminuer la surexcitation de l'organe ou lui donner la vigueur dont il peut manquer; chez les sujets pléthoriques il est quelquefois nécessaire de procéder par de petites applications de sangsues autour du nombril et à l'anus.

Lorsque le canal digestif semble ramené à une situation plus normale on peut sans crainte commencer l'emploi des moyens curatifs; souvent un médicament ne manque son effet, que parce que le corps n'est pas suffisament préparé à recevoir son action médicatrice; l'oubli ou l'ignorance de cette règle sont très souvent la cause des insuccès dans le traitement des maladies.

Mais ce que nul ouvrage ne saurait dire parce que cela est impossible, ce sont les nombreuses modifications dans le choix des moyens thérapeutiques; c'est cette sorte d'inspiration qui donne à un médecin la confiance de sa force et l'habitude d'étudier et de suivre une maladie; c'est l'audition du malade, le récit de son état, de ses souffrances, qui l'éclairent et le guident; c'est enfin l'ensemble de tous les symptômes, la connaissance de tous les faits qui ont précédé ou suivi l'invasion de la maladie qui inspirent le praticien dans ses prescriptions et le conduisent au succès.

DU SQUIRRE OU CANCER DE L'ESTOMAC.

Le cancer de l'estomac succède quelquefois à la gastrite; d'autres fois il se développe à la faveur d'un concours malheureux de circonstances propres à favoriser sa naissance et ses progrès. Au nombre de ces dernières on peut placer les affections morales, les maladies syphilitiques, l'abus des liqueurs spiritueuses, les écarts souvent réitérés de régime, et, il faut bien le reconnaître aussi, une certaine disposition innée qui, demeurant latente pendant l'époque de la virilité, se développe tout à coup sous l'influence d'une cause déterminante; l'âge de cinquante à soixante ans est l'époque où cette malheureuse affection se montre plus communément; les deux sexes y sont également exposés.

Quoique cette maladie dans la plupart des cas ait une terminaison funeste, il ne faut pas croire qu'elle soit absolument et essentiellement mortelle par elle-même; j'ai lieu de croire, au moins pour le cancer accidentel, que les insuccès tiennent principalement à ce qu'on ne reconnaît pas toujours la maladie à son début.

Il est bien difficile à un médecin de se dire à lui-même et surtout de prouver aux autres qu'il a guéri un cancer de l'estomac; on lui objectera toujours qu'il s'est trompé d'affection; car pour que les symptômes radicaux et non récusables du cancer de l'estomac apparaissent aux yeux de tous, il faut qu'ils soient parvenus à un tel degré d'évidence qu'alors la maladie ne laisse plus aucun espoir de guérison. Si, parmi les cas déjà assez nombreux d'affections de ce genre qui ont passé sous mes yeux, je prends quelques observations propres à établir les résultats que j'ai obtenus dans des cas désespérés, ne me sera-t-il pas permis d'en conclure que si ces malades, qui font le sujet de ces observations, se fussent confiés à mes soins dans un temps où mes conseils pouvaient encore leur être fructueux, j'aurais obtenu des résultats véritablement curatifs par les mêmes moyens qui ont si heureusement amendé des maladies parvenues à leur dernier degré de gravité?

Dans le courant de l'année mil huit cent trente-huit, un homme de soixante et quelques années venait à peu près chaque semaine me consulter à mon cabinet; dès les premières visites j'avais reconnu un squirre que je supposais être du ventricule de l'estomac, et qui me semblait parvenu à un tel degré que j'en considérai la guérison comme impossible; opinion que je me gardai bien toutefois de manifester; cependant je prescrivis un traitement méthodique; le malade, extrêmement affaibli, paraissait d'ailleurs avoir été doué d'une forte constitution et d'une assez grande dose d'énergie vitale; il suivit très exactement le traitement que je lui indiquai et s'en félicitait à chaque visite qu'il me faisait; en effet sa santé paraissait s'améliorer de jour en jour, à tel point que je crus avoir fait erreur de diagnostic; cependant j'avais bien cru reconnaître par le toucher et par les autres signes concomitans la nature de l'affection et je me proposais bien, par un examen attentif et minutieux, de constater les changemens qui seraient survenus dans l'organe malade depuis ma première exploration; mais par une fâcheuse fatalité je me trouvai trop pressé par mes occupations à plusieurs visites successives que me fit le malade pour me livrer à cet examen; puis je ne le revis plus; je ne pouvais croire à sa mort puisqu'à sa dernière visite, où je ne l'avais vu que quelques instans, il m'avait semblé jouir de toutes les apparences d'une santé renaissante; toutefois je regrettai que ce malade, dont je ne savais ni le nom ni la demeure, m'eût privé par sa disparition subite de l'occasion de recueillir une bonne observation.

Deux années s'étaient écoulées et j'avais presque oublié les faits que je viens de rappeler lorsque je reçus la lettre suivante :

. . . . novembre 1840.

« Monsieur le Docteur,

» M. Clément, mon beau-père, qui vous a consulté il y a » environ deux ans, se trouve aujourd'hui si mal qu'il lui est » tout-à-fait impossible d'aller vous trouver; je viens donc » vous prier, Monsieur le Docteur, d'avoir la complaisance » de vouloir bien venir tout aussitôt que vous le pourrez pour » lui ordonner ce que vous jugerez nécessaire, car il souffre » extraordinairement.

» Agréez, etc.

» Au chantier du pont de Neuilly.

» Hébert, fils. »

M. Hébert, avec lequel j'eus une conférence avant d'être introduit auprès de mon malade, m'apprit que lorsque son beau-père recevait mes conseils, la maladie avait été déjà reconnue par plusieurs médecins consultans appelés auprès de lui, ainsi que par son médecin ordinaire; que le malade n'ignorait pas lui-même la gravité de son état, et que sa famille, son médecin, tous ceux enfin qui le connaissaient n'avaient pas été peu surpris de le voir revenir à la vie et à la santé; mais par une bizarrerie dont l'esprit des vieillards offre plus d'un exemple, il ne s'était point expliqué sur la nature des moyens qu'il avait mis en usage pour parvenir à ce résultat, ne *parlant pas même du médecin qu'il consultait à Paris*. Ce monsieur me dit que depuis deux ans son beau-père avait constamment joui d'une parfaite santé, mangeant de tout, buvant de même, se promenant, enfin faisant toutes choses que peut faire un homme en bonne santé; qu'il prenait seulement par ci par là quelques médicamens pour *s'entretenir*, disait-il, et qu'enfin depuis quelque temps il parlait d'aller revoir son médecin lorsque la faiblesse le surprit et le mit tout à coup dans l'impossibilité d'accomplir ce projet; c'est alors seulement qu'il parla de moi.

Je trouvai mon pauvre malade dans un état désespéré; l'estomac ne pouvait absolument rien tolérer et rejetait par les vomissemens les choses mêmes qui l'avaient jusque-là soulagé; je promis de suivre de nouveau cette maladie; mais un affreux malheur vint me frapper moi-même et me plonger dans la plus cruelle douleur qui puisse affliger le cœur d'un homme, la mort de ma fille unique..... Je ne pus revoir ce malade, ni m'informer de lui; sans doute il sera mort peu de temps après ma visite.

Voici donc un homme dont l'état avait été apprécié par plusieurs médecins à mon insu; je l'avais de mon côté jugé comme eux; le médecin qui lui donnait habituellement ses soins avait, au dire de la famille, annoncé *qu'il avait à peine un mois à vivre*, et cependant cet homme, dans un âge assez avancé, voit tous les symptômes morbides s'amender, puis disparaître; cet homme vit encore deux ans, je ne dis pas médiocrement ou d'une façon seulement tolérable, mais agréablement, joyeusement et presque comme s'il n'avait jamais souffert de l'estomac. On m'objectera en vain les temps d'arrêt qui se remarquent quelquefois dans les affections cancéreuses aussi bien que dans les affections tuberculeuses; je dirai que ces temps d'arrêt ne se remarquent pas ordinairement pendant une période aussi longue dans les cancers de l'estomac, à cause de la nécessité où se trouve ce viscère de fonctionner presque sans cesse et de subir le contact des substances qui souvent sont très propres à aggraver le mal; je puis donc, sans exagération, m'appliquer le quasi-succès de cette observation; car c'en est un assurément que de prolonger les jours d'un malade pendant deux années et surtout d'éloigner de lui la souffrance et le désespoir.

(*Dossier*, N° 202.)

Madame B..., âgée de cinquante-cinq ans, se croyant atteinte d'une simple gastrite, se remit entre mes mains vers la fin de l'année 1840; je reconnus dès l'abord une lésion organique de l'estomac; mais les symptômes assez obscurs qu'elle présentait ne me permirent pas de préciser parfaitement sa nature; je traitai ma malade en conséquence de l'opinion que j'avais de sa maladie, et annonçai seulement une *gastrite grave*. Je me déterminai d'autant plus volontiers à ne pas dire toute ma pensée, que dans diverses conversations que j'eus avec le mari il me sembla que son esprit n'était nullement préparé à recevoir cette triste nouvelle; je pensais aussi que les choses n'étant point encore arrivées au pire, j'avais tout le temps de déclarer la vérité si l'état de la pauvre dame venait à s'aggraver.

A mon grand étonnement ce fut le contraire qui eut lieu; la malade avait des vomissemens presque journaliers; les vomissemens cessèrent; bientôt elle put garder quelques alimens légers; puis la digestion se rétablit d'une façon assez régulière; le teint jaune bilieux fit place à un teint meilleur; l'excessive maigreur fut remplacée par de l'embonpoint; la gaieté revint; enfin, après trois mois de traitement et de soins assidus, la malade fut assez bien pour que l'on pût croire à sa complète guérison et je cessai mes visites. Mais tout en me retirant j'étais peu satisfait et j'étais loin d'accepter les complimens qui m'étaient adressés sur cette belle cure par les membres de la famille; je fis même part de mes craintes au mari lorsque j'eus occasion de le revoir pour lui-même ou pour ses enfans auxquels je donnai quelques soins.

Mes prévisions ne tardèrent pas en effet à se confirmer et à peine quelques mois s'étaient écoulés, que la malade éprouva des accidens qui firent craindre une terrible rechute; on voulut m'appeler sur-le-champ; mais par une de ces singularités que j'ai plusieurs fois remarquées chez les malades qui ont le pressentiment de leur état, la pauvre femme, au lieu de recourir avec empressement à celui qui l'avait déjà sauvé une première fois, fit tout ce qu'elle put pour retarder le moment de me revoir; il fallut, pour lui complaire, essayer sans moi de la soulager en lui administrant les mêmes remèdes qui lui avaient été salutaires; on réussit à la calmer un peu, et quelques mois se passèrent encore ainsi; mais le mal fit de tels progrès, que force fut à la pauvre malade de me demander au plus vîte; j'accourus; mais les choses n'étaient plus les mêmes; il me fallut cette fois dire toute la vérité; je demandai une consultation; M. le professeur Rostan fut appelé ainsi que M. le docteur Maisonneuve, ami de l'un des membres de la famille; ce dernier même, quoique pratiquant plus particulièrement la chirurgie que la médecine, continua à voir la malade conjointement avec moi. Malheureusement nos efforts réunis devaient être inutiles; M. Rostan, après avoir confirmé mon pronostic, annonça la catastrophe comme très prochaine; elle n'eut pourtant lieu que trois mois plus tard, et, je puis le dire, après que nous eûmes bien combattu, M. Maisonneuve et moi, et défendu le terrain pied à pied.

Les mêmes réflexions se présentent tout naturellement ici; comme dans la précédente observation, le traitement dirigé par moi obtient pour résultat la cessation complète des accidens qui signalent une maladie mortelle; deux fois ils reparaissent, deux fois ils sont vaincus; la malade est enfin condamnée; elle doit succomber sous peu de jours, elle vit encore pendant trois mois dans une situation assez tolérable.

Cette dame était malade depuis sept ou huit ans; personne dans sa famille n'était mort d'affections cancéreuses. Qui peut dire ce que j'aurais obtenu si j'eusse été appelé auprès d'elle avant que la maladie eût atteint son apogée?

Le diagnostic des maladies de l'estomac est en général difficile à cause de la variété des symptômes qui les caractérisent. Il faut une grande habitude pour les reconnaître et cela seul indiquerait la nécessité d'en faire l'objet d'une étude toute spéciale avant de songer à les soigner. Pour mon compte j'en ai vu de bonne heure un si grand nombre et qui ont offert des phénomènes si extraordinaires, que je dois peut-être à cette circonstance d'avoir vu peu à peu ma pratique se diriger vers cette sorte de spécialité médicale.

J'étais encore bien jeune lorsque je me trouvai chargé en chef du service chirurgical de l'hôpital militaire de Perpignan; dans les salles de médecine se trouvait un jeune soldat que le médecin en chef traitait pour une affection cancéreuse de l'estomac; ce malade offrait en effet plusieurs des symptômes qui caractérisent ordinairement cette affection; syncopes, vomissemens de matières noires, puis bilieuses, douleurs, anxiétés, etc. etc.; le médecin, homme respectable par son âge autant que par son savoir, étonné de la persistance des symptômes alarmans que présentait ce malade, et plus étonné peut-être encore qu'il pût y résister, convoqua tous les chefs de service de l'hôpital à une consultation (1). J'étais cer-

(1) De tels exemples de modestie et en même temps d'humanité ne se donnent guère aujourd'hui dans nos hôpitaux; MM. les chefs de service sont trop fiers de leurs lumières pour en appeler à celles de leurs confrères.

tainement le plus jeune de tous; aussi je me contentai d'écouter sans avoir la moindre prétention à donner mon avis sur un sujet uniquement médical. J'observai seulement et avec timidité que le malade me paraissait bien jeune pour être atteint d'une affection cancéreuse de l'estomac; on fut de mon avis; mais l'impossibilité d'appliquer à aucune autre maladie tout ou partie des symptômes que l'on avait sous les yeux fit que le pauvre soldat fut déclaré atteint et convaincu d'avoir un cancer à l'estomac: je me promis bien de faire en sorte de vérifier le fait pour ma propre instruction. Peu de temps après cette consultation le malade, que rien ne put soulager, mourut en proie à d'atroces douleurs; de ma vie, je crois, je ne verrai un homme autant et si longtemps souffrir.

A mon tour je convoquai tout l'hôpital à l'ouverture du cadavre et je voulus la faire moi-même. L'estomac étant ouvert nous présenta son intérieur rempli d'un liquide verdâtre au milieu duquel nageaient quelques flocons de matière purulente, et chacun de s'écrier : *voilà le cancer*. Cependant pour mettre l'état du viscère plus en évidence je voulus le détacher entièrement; mais étonné de sentir un poids assez lourd qui semblait l'entraîner dans l'abdomen, je plongeai ma main dans son fond pour en reconnaître la cause, et après avoir laissé quelques instans mes spectateurs dans une anxieuse curiosité, je retirai trois balles de calibre qui étaient logées dans le grand cul de sac de l'estomac qu'elles avaient allongé en pointe à la manière d'une bourse ou d'un filet à insectes.

Nous apprîmes quelque temps après que ce pauvre jeune homme était sujet à éprouver des coliques et que pour s'en débarrasser quelqu'un lui avait conseillé d'avaler une balle de fusil (1). Il est probable que le pauvre diable, ne se trouvant pas soulagé après l'ingestion de cette balle qui avait été retenue dans l'estomac au lieu de filer par le pylore, en avait avalé une seconde, puis une troisième, et que ces balles, formant ensemble un poids égal au moins à 100 grammes, avaient distendu par leur pesanteur la paroi postérieure de l'estomac et l'avaient entraînée en bas.

Comme je déplorais devant mes collègues l'ignorance où nous avions été sur la cause extraordinaire de cette maladie, on me demanda ce que j'aurais fait si j'en avais eu connaissance : « J'aurais, dis-je, » suspendu le malade par les pieds après lui avoir » donné un vomitif; j'aurais enfin par diverses incli- » naisons combinées suivant la direction de l'œso- » phage facilité la sortie des corps étrangers. » Six ans plus tard je me trouvai dans le cas de mettre en pratique cette théorie sur un jeune enfant qui avait avalé une bille en marbre; elle fut couronnée d'un plein succès.

Pendant l'hiver de 1840-1841, je donnai une consultation pour une dame dont le mari avait à cette fin fait tout exprès le voyage de Paris; je ne pus établir ma consultation que sur le récit détaillé que me fit ce monsieur à qui je ne dissimulai pas mes craintes sur l'état de sa dame; je la supposais atteinte d'une

---

(1) L'usage d'avaler une certaine dose de plomb de chasse pour des cas semblables est encore assez commun dans certaines localités ; cette coutume est très dangereuse, soit à cause de la pesanteur spécifique du plomb, soit à cause de l'oxide métallique qui se produit dans les viscères.

affection cancéreuse de l'estomac. Je prescrivis un traitement très détaillé dont les bases étaient quelques sangsues appliquées à diverses reprises et selon les circonstances que j'indiquais; trois cautères à établir sur le siége d'une tumeur qui était appréciable au toucher, mais sur la nature de laquelle je n'avais aucun renseignement positif; bains composés à la gélatine et au sous-carbonate de soude suivis de frictions savonneuses; cataplasmes sur la tumeur, lavemens émolliens et purgatifs, etc. etc.; pour tout médicament *le sirop sédatif* préparé sur ma formule par M. Colmet, pharmacien à Paris, à la dose de quatre et même cinq cuillerées par vingt-quatre heures selon les circonstances.

Peu de temps après je reçus la lettre qu'on va lire; je la transcris en entier, non seulement parce qu'elle fait honneur au médecin instruit et consciencieux qui l'a écrite, mais aussi parce que je ne puis mieux terminer ce chapitre sur les cancers de l'estomac qu'en donnant une des plus belles observations qui se soient depuis longtemps présentées dans ma pratique; si tous les médecins comprenaient leur mission comme M. le docteur Guillerot, les malades s'en trouveraient mieux et l'exercice honorable de la médecine serait aussi agréable qu'il l'est malheureusement peu dans une infinité de cas.

(*Extrait du dossier*, n° 247.)

Vierzon (Cher), 25 janvier 1841.

« MONSIEUR ET CONFRÈRE,

» Je viens, au désir d'un habitant de notre ville, M. Sam-

» son, vous entretenir de son épouse, malade pour laquelle » vous avez rédigé, naguère, une consultation, et vous faire » connaître sa position.

» Je ne m'appesantirai pas sur les commémoratifs ; vous » les avez recueillis vous-même de la bouche de M. Samson.

» Madame Samson avait trente-six ans, lorsqu'à la suite » d'une septième grossesse et de couches laborieuses, puis » de chagrins maternels, elle commença (il y a de cela dix-» huit mois) à éprouver du dérangement dans ses digestions ; » elle était tourmentée par des éructations infectes, des rap-» ports acides, des douleurs et un sentiment de pesanteur in-» commode dans la région de l'estomac dès qu'elle avait pris » des alimens ; elle maigrissait de jour en jour; cependant elle » ne vomissait pas. Au bout de cinq à six mois, après quelque » temps de mieux-être, les accidens se renouvelèrent sans » cause appréciable, et prirent bientôt une intensité plus » grande ; alors elle commença à vomir, d'abord des muco-» sités acides, puis ses alimens : elle ne les rejetait d'ordi-» naire que deux jours après leur ingestion.

» A partir du mois de décembre dernier, les vomissemens » devinrent plus fréquens, les forces s'éteignirent, les règles » se supprimèrent ; la constipation, qui, jusques là, avait al-» terné avec la diarrhée, devint opiniâtre ; rien ne put amé-» liorer cet état.

» Je fus, pour la première fois, appelé près de cette dame » vers les premiers jours de ce mois. Voici ce que j'obser-» vai :

» 37 ans, taille moyenne, complexion faible, tempérament » nerveux et bilieux.

» Maigreur générale, surtout du visage. Pommettes sail-» lantes et rouges. Peau jaune *sans ictère*, sèche, peu chaude; » face exprimant la souffrance. La faiblesse est telle, que la » malade ne peut quitter le lit.

» Moral affecté ; grande exaltation de tout le système ner-» veux.

» Le pouls est faible, 70 pulsations. — Rien au cœur, — » rien dans l'appareil respiratoire.

» La bouche est le siége d'un flux salivaire abondant ; les

» gencives sont pâles et gonflées, la langue humide et presque naturelle. (Pendant les derniers huit jours, la malade a fait usage de calomel.)

» L'abdomen est assez volumineux. — Rétracté dans sa portion vésicale, il présente, au-dessous de l'appendice xyphoïde, une intumescence transversale s'étendant de l'un à l'autre hypochondre jusqu'au-dessous de l'ombilic et les crêtes iliaques. On peut facilement circonscrire, par la percussion, les diverses courbures de l'estomac qui, par l'énorme distension qu'il éprouve, a refoulé le colon transverse en bas et en arrière à plus de trois doigts au-dessous de l'ombilic. En imprimant à cette portion du ventre de légères secousses, on obtient un bruit de *glou glou* percevable à distance.

« Le palper de l'hypochondre droit révèle tout d'abord l'existence d'une tumeur dure, inégale et bosselée, allongée de bas en haut et de droite à gauche, sur environ quatre travers de doigt, et diminuant graduellement de volume en tendant vers la gauche. Sa grosseur moyenne égale celle du poing d'un enfant de trois ans. Cette tumeur, dont les bosselures sont très prononcées, est presque indolente à la pression, elle n'est le siége d'aucune douleur spontanée caractéristique, et n'occasionne qu'une sensation de pesanteur sourde ; mais elle semble être le point de départ de toutes les irradiations douloureuses dont se plaint la malade quelques heures après le repas. Elle est susceptible de se déplacer, et il est de remarque que le matin, tandis que l'estomac a acquis son maximum d'amplitude, la tumeur occupe l'hypochondre droit et que vers le soir, après que le viscère s'est débarrassé, par le vomissement, des gaz, des fluides acerbes et des alimens qu'il contenait, celui-ci, n'occupant plus un espace aussi considérable, a entraîné avec lui cette tumeur qui alors s'est rapprochée du cardia et de la colonne vertébrale, au point qu'elle semble s'être affaissée et que la main ne la sent presque plus.

» J'ignore absolument l'époque de l'apparition de ce corps étranger. La malade ne s'en aperçut que fort tard, vers la fin de décembre dernier, et ce n'est qu'alors qu'elle la fit

» apercevoir à son médecin qui jusques là n'en avait pas soup-» çonné l'existence.

» Le foie ne présente rien d'anormal, ni dans son volume, » ni dans ses fonctions.

» L'organe utérin n'offre à considérer d'autre anomalie que » celle dont j'ai parlé plus haut: la suppression graduelle *et* « *aujourd'hui totale de l'excrétion mensuelle*; je l'ai examiné dès » l'abord avec un soin extrême, et je n'ai rien trouvé, là, qui » dût m'arrêter un instant.

» L'appétit est tantôt assez bon, parfois nul; le plus sou-» vent une faible quantité d'alimens, quelquefois leur nature » et leur assaisonnement, suffit pour rassasier : dès lors ar-» rive la somnolence, l'affaissement, le brisement des mem-» bres, puis une sensation de gonflement de l'épigastre; » éructation de gaz infects; rapports acides; douleurs, cram-» pes d'estomac se propageant au dos et remontant le long de » l'œsophage comme une raie de feu; ptyalisme abondant; » nausées fréquentes; puis vomissemens très pénibles de mu-» cosités et enfin un fluide épais, brunâtre, ou de couleur » ardoise, parfois semblable à de la suie mal délayée. La » quantité en est énorme et nullement en rapport avec celle » des alimens; une cuvette de moyenne capacité en est, à la » lettre, remplie. Pendant ce temps le pouls s'élève, les dou-» leurs sont cuisantes, atroces, et le reste de l'intestin fait » entendre des borborygmes bruyans et douloureux. L'anxiété « persiste une partie de la nuit et interrompt souvent le som-» meil.

» Les garderobes sont nulles; les clystères sont à peu près » sans effet; à peine produisent-ils l'évacuation pénible d'une » faible quantité de matières dures, de petits globes noirâtres » et entremêlés de mucus concret, assez semblable à du » blanc d'œuf à demi-cuit. Les urines sont rares, foncées, » quelquefois claires.

» Tel est l'ensemble des symptômes que présente l'état de » madame Samson. Je dois toutefois ajouter que la tumeur » qu'elle porte n'a pas disparu un seul instant, et qu'on la re-» trouve toujours en quelque point de la zône circonscrite » qu'elle parcourt dans ses déplacemens journaliers. Je dois

» dire encore qu'elle est seule, isolée, qu'aucun autre corps » analogue ne se rencontre nulle part dans la cavité abdominale ; que le reste du ventre n'est pas tendu ; que les intestins ne sont pas réunis en paquet. Pas d'hydropisie ni » d'œdème.

» J'ai très souvent examiné la malade, j'ai fait en quelque » sorte le recensement de toutes les connaissances anatomiques et médicales qui sont applicables aux tumeurs chroniques de l'abdomen pour établir mon jugement sur le cas » que j'avais sous les yeux, et par voie d'exclusion, je suis » arrivé à une solution très peu satisfaisante pour l'avenir de » cette dame. A mon avis, les craintes que vous avez émises » dans votre consultation sont fondées. Madame Samson est » atteinte d'une affection squirrheuse d'une partie du duodénum et de l'orifice pylorique de l'estomac, ou bien d'un carcinôme des mêmes parties.

» J'ordonnai : Diète blanche, repas peu copieux ; extrait de » ciguë et de jusquiame en dissolution dans l'eau édulcorée, » eau de Vichy, un verre à jeun comme laxatif; onction sur » l'épigastre avec l'iodure de plomb et l'arsenic; cataplasmes légers avec les fleurs de camomille et l'extrait de belladone; lavemens d'eau de son avec une cuillerée d'huile » d'olives ; abstinence de tout excitant.

» Au bout de huit jours, les garderobes contenaient des » flocons gros comme trois doigts d'une matière concrète, » blanc jaunâtre, semblables pour la consistance à du blanc » d'œuf durci par l'ébullition; les vomissemens revenaient toujours vers le soir avec le même cortége de symptômes, » mais ils avaient sensiblement diminué de quantité, et le » dernier était réduit des trois quarts au moins. La malade » se sentait, disait-elle, un peu mieux. La tumeur ne descendait pas si bas qu'auparavant. L'estomac avait beaucoup » diminué d'amplitude.

» Arrive alors M. Samson, apportant de Paris et votre consultation et votre sirop sédatif. J'ignorais le but et l'objet de » ce voyage; je ne sus tout qu'à son retour; il eut tort, je » pense; vous eussiez eu sous les yeux un exposé tel que » celui-ci ; je me serais fait un bien grand plaisir de le lui re-

» mettre. Quoi qu'il en fût, et sans connaître de quoi se com-
» posait le sirop, je jugeai par la sagesse avec laquelle la
» consultation avait été rédigée, qu'il n'y avait pas là charla-
» tanisme, comme il y en a tant à Paris; je fis cesser immé-
» diatement le traitement que j'avais prescrit, et le vôtre fut
» aussitôt commencé. Voici ce qui arriva :

» Le soir un peu d'engourdissement se fit sentir par tout le
» corps, il n'y eut pas de vomissement. La nuit fut bonne.

» Le lendemain même état, l'engourdissement a gagné les
» doigts; nausées continuelles; vomissement le soir, il fut
» très copieux. La nuit fut bonne.

» Mieux notable le troisième jour; un peu d'oppression;
» pesanteur de tête, sommeil continuel le soir et la nuit qui
» suivit. Une garderobe le matin : elle contient encore une
» forte quantité de matière blanche et concrète. La journée
» se passe bien. Il n'y a plus ni douleurs, ni nausées, ni vo-
» missemens.

» Depuis ce temps elle est bien; l'appétit est revenu; elle
» digère à merveille; les garderobes sont journalières. Les
» forces semblent revenir, mais la peau est restée jaune, et la
» tumeur, qui n'éprouve plus de déplacement, a conservé son
» apparence et son volume.

» Il y a six jours, elle mangea des choux-fleurs et se donna
» une indigestion avec vomissemens d'alimens seuls, et une
» abondante diarrhée. A dater de ce moment, des gaz, des
» aigreurs ont reparu. Elle souffre un peu, n'a pas autant
» d'appétit, et éprouve du gonflement quand elle a fait son
» repas. La constipation, qui a persisté tout ce temps, n'a
» cédé qu'aujourd'hui à un clystère avec la décoction de mer-
» curiale. Je crains une recrudescence.

» J'ai suivi avec attention, très honorable confrère, l'effet
» de ce traitement, et je suis resté en admiration devant les
» effets qu'il a produits si instantanément ; je me propose de
» le poursuivre jusqu'au bout; et quoique je craigne trop
» qu'il n'ait sur la maladie, dont je maintiens toujours le diag-
» nostic, qu'un effet palliatif, je ne l'en estime pas moins
» comme très précieux dans des cas analogues; à plus
» forte raison suis-je persuadé qu'il doit être héroïque là où

» n'existe qu'une inflammation chronique, quelle que ait été sa » durée. Madame Samson, avec une affection plus grave, était » vouée à une mort prochaine et inévitable; ce terme, j'en » suis persuadé, doit être maintenant reculé d'un certain » nombre d'années. Je vais poser les trois petits cautères que » vous avez conseillés; je me propose d'obvier, autant que » possible, à la suppression menstruelle par l'apposition de » quelques sangsues aux parties génitales; j'y reviendrai s'il » est nécessaire tous les mois. Le reste sera fait comme vous » l'avez dit, ou comme vous le prescrirez dans la réponse que » j'attends de votre bonté. Voudrez-vous bien en même temps » éclairer ma pauvre ignorance au sujet de votre sirop, de » votre marmelade et des pilules? La composition en est à » peu près indiquée dans votre notice, mais d'une manière » trop vague. Je comprends vos scrupules: il serait dangereux » de livrer au public des formules qu'il appliquerait hors de » sens. Mais comme vous paraissez n'en pas faire un secret » pour des confrères, je prends la liberté de vous demander » ces formules. Tous ceux qui souffrent ne sont pas riches, » et ne peuvent pas toujours aller à Paris; s'il m'était possi- » ble d'appliquer à ceux-ci les mêmes moyens avec moins de » dépense, je m'estimerais trop heureux. Je crois encore qu'il » est bon qu'un praticien connaisse le médicament qu'il ad- » ministre afin d'en varier les doses suivant les cas, et l'appli- » quer en temps et lieu, sauf, cependant, à le prendre là où il » est bien confectionné.

» Veuillez me croire avec une haute considération et un » profond respect,

» Monsieur et confrère, votre très humble et obéis- » sant serviteur,

» Hilaire Guillerot.

» D. M. P. »

N'ayant point reçu de nouvelles de la malade je dois croire que l'amélioration s'est soutenue. Mais je regrette d'être réduit à de simples conjectures à cet égard.

Les tumeurs de l'estomac, pour peu qu'elles soient avancées, se traduisent ordinairement par une voussure à la région épigastrique, une douleur plus ou moins vive, souvent lancinante, et par des vomissemens de matières d'abord glaireuses, grisâtres, puis fuligineuses, couleur de marc de café lorsqu'il y a (ce qui arrive malheusement souvent) cancer véritable. Quelquefois les malades vomissent des matières glaireuses particulières et point d'alimens, ainsi que nous l'avons déjà fait remarquer tout-à-l'heure, de sorte qu'il y a une partie des substances contenues dans l'estomac qui est vomie, tandis qu'une autre partie est gardée. Ces trois signes peuvent se manifester, sans pourtant qu'il existe un cancer et *vice versâ*; le cancer peut exister, bien que ces signes manquent plus ou moins. Il n'est pas difficile de le prouver et par le raisonnement et par des exemples; combien de fois ne voit-on pas des individus vomir des matières glaireuses ou alimentaires, et cela pendant des mois entiers, et n'avoir pas d'affection cancéreuse! Nous savons, d'un autre côté, que plusieurs affections de l'estomac, une simple névralgie, par exemple, peuvent produire ce symptôme. Or, dans ce dernier cas surtout, tout le monde sait qu'on ne trouve pas la moindre altération organique. Les vomissemens ne constituent donc pas un signe suffisant pour autoriser à se prononcer sur le diagnostic d'un cancer. On en peut dire autant de la douleur. Ne voit-on pas souvent paraître et persister une douleur très vive à l'épigastre, sans qu'il y ait pour cela aucune raison de croire à l'existence d'une affection organique? Combien d'individus qui, presque tous les jours, à l'époque surtout du travail de la digestion, et pour la cause la plus légère, éprouvent des douleurs poignantes qui disparaissent au bout d'un certain temps sans troubler aucunement la santé générale !

A l'appui de ce que je viens de dire et pour établir, sur l'autorité d'un auteur compétent, mon opinion sur la curabilité des affections organiques de l'estomac lorsqu'elles ne sont pas parvenues jusqu'à la désorganisation des tissus, je citerai le fragment suivant d'une leçon de M. le professeur Rostan sur les affections de l'estomac :

« Lorsque jeune encore j'étais à la Salpétrière, à » l'école de Pinel, j'ai vu ce célèbre professeur examiner une femme qui portait une tumeur à la région » épigastrique : la tumeur était bien circonscrite et » accompagnée de douleurs. Pinel diagnostiqua un » cancer de l'estomac. Après la visite, n'étant pas bien » convaincu de ce diagnostic, je revins à l'examen de » la malade, qui était une pauvre femme âgée, et en » l'interrogeant sur les antécédens de cette maladie, » j'appris qu'elle n'avait jamais été malade, et que la » tumeur actuelle n'était apparue que depuis quelques » jours ; que, jusques-là, elle se portait parfaitement » bien, à cela près d'une constipation opiniâtre qui » durait depuis longtemps. D'après ces renseignemens, » mes doutes à l'égard du diagnostic prononcé ne » firent qu'augmenter. D'après l'indication de la cons- » tipation constante, je crus devoir, en l'absence du » professeur, ordonner un purgatif : ce moyen pro- » duisit plusieurs évacuations, et la tumeur épigastri- » que disparut complètement, à la grande surprise de » Pinel. Il s'agissait tout simplement, dans ce cas,

» d'un amas de matières fécales qui s'étaient entassées » dans le colon transverse, et qui simulait une tumeur » de l'estomac. Si un médecin tel que Pinel a pu se » tromper ainsi, que n'arrive-t-il pas journellement à » la foule des médecins!

» Autre exemple. Ici, c'est moi-même qui me suis » trompé. Dans le service de M. L. Beauvais, à la Salpé» trière, était une vieille femme chez laquelle j'avais » diagnostiqué une tumeur cancéreuse de l'estomac » d'après les signes rationnels que nous trouvons ici » réunis, et qui m'avaient déterminé à ce jugement. » M. Falret était alors aussi élève chez M. Beauvais, et » avait examiné comme moi la malade; nous étions » tous deux d'accord sur le diagnostic. La vieille femme » resta longtemps sans être soumise à un nouvel exa» men. Au bout d'un an, on l'examina encore une » fois, et nous éprouvâmes la surprise de ne plus » trouver la tumeur. Quelque temps après, cette » femme étant morte, on concevra avec quel empres» sement nous procédâmes à l'autopsie. Voici ce que » nous trouvâmes : l'estomac et les organes environ» nans étaient parfaitement sains, tandis que les pou» mons contenaient des tubercules dont l'existence » avait été méconnue, et qui, suivant toute apparence, » avaient déterminé la mort de cette femme. En dis» séquant les parois abdominales, nous trouvâmes » entre les deux muscles droits de l'abdomen, au » point où l'on avait constaté l'existence d'une tu» meur pendant la vie, un kyste aplati, ne contenant » plus qu'une petite quantité d'un liquide gélatineux, » épais, qui n'était sans doute que le résidu d'une » plus grande quantité de liquide que cette poche

» avait dû renfermer, et qui avait été peu à peu ré» sorbée presque en totalité. C'était là ce que nous » avions pris pour une tumeur développée dans les » parois stomacales.

» Il nous sera encore facile de démontrer la propo» sition contraire à celle que nous venons de déve» lopper, à savoir que le cancer peut exister sans » donner lieu à aucun signe apparent qui le caractérise. » On voit en effet quelquefois des individus affectés » de cancer qui ne vomissent pas. C'est ce qui arrive » lorsque la maladie ayant rongé et détruit le pylore, » les matières alimentaires peuvent passer facilement » dans le duodénum et de là dans le reste de l'intestin; » alors naturellement il n'y a pas de vomissemens.

» J'ai vu à la Salpétrière une pauvre fille affectée de » cancer à l'estomac, qui avait de fréquens vomisse» mens au début; mais ces vomissemens cessèrent, » et pendant vingt-cinq ans elle ne vomit plus du » tout. L'autopsie nous fit voir le pylore entièrement » corrodé par l'ulcère cancéreux, ce qui avait » permis aux alimens de passer librement dans » l'intestin.

» Le même phénomène peut avoir lieu encore » lorsque les parois de l'estomac lui-même sont le » siége de la maladie. Tous les physiologistes savent » que pour que le vomissement ait lieu, il faut que » les parois stomacales se contractent: or, comment » cette contraction pourrait-elle avoir lieu quand ces » parois sont aussi profondément altérées? Dans ce » cas, le vomissement est le plus souvent impossible. » Donc, le vomissement peut manquer malgré l'exis» tence de la maladie dont il s'agit.

» J'en dirai autant pour la douleur; il n'est pas » rare de la voir manquer, et même lorsque la ma» ladie fait des progrès considérables; c'est alors » surtout qu'elle devient indolente. Enfin la tumeur » elle-même peut manquer, ou, pour parler plus » exactement, échapper aux moyens d'investigation » que l'art nous fournit, bien que la maladie existe » à un très haut degré. Supposez que la maladie ait » son siège à l'extrémité cardiaque de l'estomac ou » au pylore, et qu'en même temps, ainsi que cela » peut arriver facilement, elle soit cachée par les or» ganes environnans, par le foie par exemple, comment » pourra-t-on alors la découvrir? L'absence appa» rente de ce signe ne suffit donc pas pour se pro» noncer sur l'absence de la maladie qu'il repré» sente.

» Toutes les fois qu'une tumeur (et généralement » elle est de nature cancéreuse) affecte un organe de » l'abdomen, on a l'habitude de prédire une termi» naison funeste; le plus souvent, malheureusement, » cette prédiction se réalise. Mais si les faits prou» vaient que dans quelques cas, quoique très rares, » la guérison a pu avoir lieu, pourquoi ne s'attache» rait-on pas à saisir cette chance? J'ai eu la satisfac» tion de voir deux cas terminés heureusement. Il y » a vingt-cinq ans, j'avais dans mon service à la Sal» pétrière une fille rachitique, présentant tous les » sympômes rationnels et sensibles d'un cancer de » l'estomac; je la présentais tous les ans à mes cours » de clinique comme un type de cette maladie, lorsque » je traitais spécialement ce sujet dans mes leçons. » Tout le monde reconnaissait la maladie à n'en pas

» douter. Au bout de dix ans la tumeur épigastrique » diminua, et les vomissemens devinrent de moins en » fréquens; cette amélioration nous étonna tous, et » l'on peut concevoir que je ne perdis pas la malade » de vue (depuis longtemps elle était sortie de l'hô- » pital). L'année suivante je la fis revenir à mon cours, » et après un examen minutieux, nous ne trouvâmes » plus de tumeur; les vomissemens avaient complète- » ment cessé; cette fille était parfaitement guérie. Enfin » le hasard a voulu qu'elle vînt mourir dans notre ser- » vice au bout de quelque temps, d'une pneumonie. » Je n'ai pas besoin de dire avec quel empressement « nous fîmes l'autopsie. Eh bien! nous trouvâmes » dans les parois de l'estomac, à l'endroit où siégeait » la douleur, *une belle cicatrice blanche bien organisée,* » *avec absence partielle de la muqueuse.* Ainsi voilà un » cancer ulcéré *qui avait spontanément guéri.* Comment » cette guérison s'est-elle opérée?

» Quel procédé, quels moyens la nature a-t-elle » employés? heureux si on avait pu la surprendre » dans un semblable travail réparateur! Un exemple » analogue à celui que nous venons de citer nous fut » offert sur la personne d'un professeur célèbre qui » mourut des suites d'une méningo-encéphalite. A » l'autopsie on trouva sur la muqueuse de son esto- » mac *une belle cicatrice indiquant une ancienne perte de* » *substance qui avait dû être assez considérable.* Qui oserait » après de pareils faits mettre des bornes aux res- » sources de la nature médicatrice? »

DIFFÉRENCES REMARQUABLES DANS LE MODE D'ACTION DES MÉDICAMENS SELON LE TEMPÉRAMENT DES MALADES.

Une des raisons les plus puissantes parmi celles qui s'opposent à ce qu'on puisse indiquer d'avance aux malades les médicamens qui pourraient leur convenir, surtout lorsqu'il s'agit de médicamens composés, c'est la différence que l'on remarque dans leur manière d'agir selon les individus.

Tel médicament qui n'a qu'une action douce et à peine sensible sur un malade en aura une très énergique sur un autre. Il m'est arrivé à moi-même de ne pouvoir parvenir à faire naître des pustules avec la pommade stibiée sur un jeune malade, en employant la plus forte dose du mélange d'axonge avec l'émétique; la peau réfractaire subissait, sans en être le moins du monde affectée, des doses d'émétique capables de produire des accidens sur tout autre malade.

Tous les médecins savent que dans certaines conditions de maladie on peut administrer des médicamens énergiques à des doses que l'on n'oserait pas administrer dans des conditions différentes.

Un de mes cliens, M. le comte de D...., était habituellement tourmenté par une constipation opiniâtre qui influait singulièrement sur son moral; il trouva un remède efficace dans l'emploi de la marmelade purgative que j'ai nommée marmelade de santé; cette marmelade est en partie composée avec des pulpes de fruits unies à la confection de séné de la formule d'Édimbourg; il la prenait à la dose ordinaire (une petite cuillerée à café ou deux grammes); mais peu de temps après il devint tellement sensible à l'action de ce médicament, qu'il se vit obligé d'en diminuer progressivement les doses au point qu'il n'en prenait plus qu'une très petite quantité sur la pointe d'un couteau, et pourtant ce n'était point un effet de l'imagination, car son valet de chambre qui m'avait dit quelque temps auparavant : « *Je crois que Monsieur finira par se purger en respirant seulement sa marmelade,* » voulut un jour savoir à quoi s'en tenir à cet égard, et comme c'était lui qui lui préparait le matin cette petite dose de médicament, il lui donna un peu de je ne sais quelle confection médicinale qui avait à peu près le goût de la marmelade; M. de D... ne s'en aperçut point, mais il n'alla pas à la garderobe, et comme il n'y était point allé depuis quelques jours, il soupçonna la supercherie et se mit fort en colère contre l'expérimentateur qui ne recommença plus.

J'emploie assez souvent une espèce de sparadrap excitant que je nomme toile ou *topique magnétique*; ce topique ne produit quelquefois aucun effet sensible; sur moi par exemple, il n'a jamais produit d'éruption, quelque espace de temps que je le laisse en place et n'importe en quelle partie du corps je l'applique; mais le plus communément, et c'est alors un signe certain que son application est bien indiquée, il produit une multitude de très petits boutons au quatrième jour de son application, c'est là son plus grand effet; eh bien! j'ai soigné une demoiselle qui n'a jamais pu l'endurer au-delà de quelques heures;

j'extrais de sa correspondance les passages suivans qui en sont la preuve.

(*Dossier* 422.)

. . . . . « Mercredi à une heure, on m'a posé la toile magné-
» tique; vers six heures, j'ai ressenti une forte démangeaison
» qui a tellement augmenté pendant la nuit, que je n'ai pas
» eu un instant de repos; le lendemain dès six heures du ma-
» tin, j'ai enlevé l'emplâtre n'y pouvant plus résister; tout mon
» corps était couvert de cloches que j'ai coupées à diverses
» reprises; il en est sorti une quantité étonnante d'eau jaune
» et gluante; je me suis pansée avec du beurre, etc., etc. »

Il est bon de dire que la maladie de cette personne avait pour cause une humeur répercutée qu'elle ne soupçonnait pas elle-même.

Cette application, quoique douloureuse, ayant produit un grand soulagement à la malade, elle m'écrivait dans une autre lettre :

. . . . . « J'ai remis mercredi pour la seconde fois mon
» emplâtre; *je ne l'ai gardé que trois heures;* j'avais la peau de
» l'estomac gonflée de l'épaisseur de deux doigts; il s'est
» formé de petites ampoules de la grosseur d'une fève qui se
» sont ouvertes le lendemain.....
» . . . . . Je compte attendre à jeudi pour remettre ce mal-
» heureux emplâtre, qui pourtant m'a fait du bien; *mais je ne*
» *le conserverai qu'une heure*, etc., etc. (16 mai 1842.) »

Madame la baronne de M..., qui s'est remise entre mes mains dans un état de santé déplorable, n'a dû le rétablissement de ses fonctions digestives qu'à l'usage de pilules sédatives composées exprès pour elle, et dont la formule consiste dans un mélange de beurre de cacao, d'extrait de pavots, de safran et de nitrate de potasse. Ces pilules étaient du poids de 15 centigrammes; trois fois nous fûmes obligés d'y renoncer, tant elles lui causaient d'agitation; une seule mettait la malade dans un état impossible à décrire, et j'en fus plusieurs fois témoin; j'allais abandonner l'emploi de ce composé, lorsque madame de M..., m'ayant entendu dire que je renonçais à regret à l'emploi de ces pilules, s'avisa d'en prendre seulement le quart d'une à la fois, et à son grand étonnement et au mien cette très minime dose lui produisit tout le bien que j'espérais; elle n'alla jamais au-delà *d'une demi-pilule par jour*, et se rétablit avec ce seul médicament continué avec constance et régularité.

A toute autre malade j'aurais sans inconvénient donné trois, quatre et même cinq de ces pilules par chaque vingt-quatre heures.

Une dame de la province avait consenti à ce que son fils me consultât pour une maladie dont n'avaient pu le débarrasser les praticiens qui jusqu'alors avaient donné leurs conseils au malade; mais lorsqu'il fut question de lui laisser prendre les médicamens que j'avais conseillés et qu'on avait expédiés de Paris, elle fut prise d'une grande défiance contre ces remèdes, défiance que certaines personnes intéressées n'avaient pas peu contribué, je crois, à faire naître; quoi qu'il en soit, elle résolut de se dévouer pour faire sur elle-même l'essai de ces dangereux médicamens, se réservant, s'ils ne lui faisaient point trop de mal, d'en permettre l'usage à son fils. Ce fut le sirop sédatif qu'elle choisit pour la première expérience; elle en avala courageusement une forte cuillerée le soir en se couchant; puis s'étant éveillée en aussi bonne santé que les jours précédens, elle en prit une seconde, puis une troisième, et ainsi de suite, sans rien remarquer d'extraordinaire; si fait, elle remarqua, et tous ceux qui l'entouraient remarquèrent encore mieux, *qu'une petite toux sèche* fort opiniâtre, qui avait résisté à tous les loochs et à toutes les potions du médecin de l'endroit, avait complètement disparu.

Inutile de dire que cette dame permit l'usage du sirop ainsi que du reste, et que, passant, comme cela arrive toujours, d'une défiance exagérée à une confiance sans réserve, elle n'aurait point été éloignée de regarder ce sirop comme un spécifique universel.

DU RÉGIME DIÉTÉTIQUE DANS LES MALADIES DES ORGANES DE LA DIGESTION.

Le régime de vie est aussi important dans le traitement des maladies que le choix et l'administration des médicamens; cette partie intéressante doit être étudiée avec soin par les malades qui sont désireux de guérir et ne veulent point consumer leur temps en de folles espérances. Nous ne sommes plus au temps des miracles, et je n'ai aucune prétention à en faire; point de régime, point de guérison; je ne comprendrais pas qu'il puisse se trouver un seul homme qui refuse de reconnaître cette vérité. Sans doute, il est quelques maladies pour lesquelles le régime n'est que d'une importance secondaire; mais lorsqu'il s'agit *de l'estomac*, de l'organe essentiel de la digestion, de cet organe qui doit fonctionner même malade, le bon sens et la raison indiquent que l'on ne doit y introduire, comme alimens, que les substances qui par leur nature ou leur qualité ne soient pas une difficulté de plus ou une entrave à l'acte de la digestion; que diriez-vous à quelqu'un qui conseillerait à un pauvre ouvrier, déjà malade, d'augmenter sa fatigue ordinaire en doublant ses travaux?

Non seulement il faut, autant que possible, diminuer le travail de l'estomac en lui donnant des substances faciles à digérer; mais il faut encore que les médicamens appropriés à la maladie ne troublent point eux-mêmes la digestion, et soient, lorsque d'ailleurs rien ne s'y oppose, administrés avec les alimens, afin que d'une part leur effet protège l'organe malade, et que de l'autre leur assimilation ait lieu par une seule et même opération avec la chimification. Les médicamens agissent sur nos organes de la même manière que les substances alimentaires, par contact immédiat et travail de digestion; il ne faut donc pas, lorsque cela n'est pas impérieusement nécessaire, donner une double besogne à l'estomac, qui a déjà bien assez à faire pour suffire aux besoins de conservation et de réparation corporelles: c'est à quoi je m'applique avec soin dans mon traitement. Pour l'instruction des malades qui suivent mes conseils autant que pour celle de ceux qui ont encore, après guérison, besoin d'apporter une grande attention dans leur manière de vivre, je vais indiquer ici avec détail le régime alimentaire que je conseille, conjointement avec l'usage des remèdes spéciaux qui sont toujours indispensables (1).

(1) Ce n'est que dans la deuxième édition de cet ouvrage que j'ai in-

Je considère deux degrés dans le régime, comme j'en considère deux dans la gravité de la maladie : dans le premier degré, les malades n'éprouvent que de la difficulté, de la pesanteur, de la gêne; dans le deuxième, il y a douleur, travail pénible, impossibilité presque absolue de digestion, même pour les choses les plus légères et en apparence les plus faciles à digérer.

Dans le premier comme dans le second cas, aussi bien que dans tout le cours du traitement, je dirai aux malades : « Étudiez avec soin votre estomac; observez avec attention l'effet que font sur lui les » substances dont vous faites usage, et conformez-» vous à l'expérience; elle vaut mieux que tous les » raisonnemens; rien n'est plus bizarre que tout ce » que l'on appelle assez singulièrement *les caprices de* » *l'estomac*, et telle substance que pendant un temps » votre estomac ne pouvait souffrir devient tout-à-» coup celle qu'il digère le mieux; de même, des sub-» stances que vous ne pouviez d'abord digérer de-» viendront, soit par l'effet de votre traitement, soit » par une disposition naturelle, d'une digestion » agréable et facile. » Ce principe posé, passons à l'indication des substances alimentaires propres aux divers degrés de la maladie.

---

diqué avec détail le régime à suivre, et je m'en suis presque repenti depuis; car beaucoup de malades, croyant que cela pouvait suffire, ont essayé de se soigner sans conseils et sans médicamens; ils ont ainsi endormi la maladie, mais cela ne pouvait les mener à guérison; plus tard, ces mêmes personnes ont compris qu'il fallait qu'elles fussent guidées et elles ont eu recours à moi; mais un temps bien précieux était perdu et le traitement par conséquent devenait plus long et plus difficile.

PREMIER DEGRÉ.

Les malades à ce premier degré peuvent généralement faire usage d'alimens gras, potages et autres; mais je leur conseille d'avoir grand soin de ne pas rendre leurs bouillons trop succulens par l'abondance de la viande ; un mélange composé d'une partie de bœuf, une de veau et une de volaille, une ou deux laitues, des carottes, des navets, peu de sel, forment la base d'un excellent bouillon bien nutritif, à l'aide duquel on fait des potages très nourrissans, soit au pain, soit à la semoule ou mieux encore à la nutritine. (Voyez page 38.)

Les malades choisiront le pain de la meilleure qualité et par préférence toujours un peu rassis, confectionné avec la plus belle et la plus pure farine de froment; ils auront soin d'humecter convenablement leurs alimens, et surtout de bien mâcher en mangeant L'eau bien pure, avec addition d'une cuillerée de sirop sédatif par verre et, pour ceux qui peuvent supporter le vin, avec une très légère proportion de vin de Bordeaux, formera une boisson très salutaire; les boissons doivent être bues un peu tièdes en hiver.

Les viandes que l'on doit en général préférer sont celles des jeunes animaux, et en première ligne les viandes blanches, volailles, poissons frais; les viandes modérément cuites sont de meilleure digestion que les viandes très cuites; cela est surtout vrai pour les viandes rôties.

Le miel, belle qualité, est un excellent aliment; il rafraîchit le corps et facilite les évacuations.

Le laitage quand on le digère bien est très bon, les œufs frais aussi, mais très frais, et seulement cuits à la coque; on peut y ajouter un peu de beurre frais.

Les végétaux conviennent presque toujours aux personnes affectées de gastrite à quelque degré qu'elle soit; les meilleurs sont les herbacés frais dans la saison, tels que les épinards, les salsifis, les cardes, les concombres, le potiron, les laitues, les pois fins, les haricots verts, les carottes, les choux-fleurs, les navets, ces deux derniers moins que les autres; mais le légume auquel tous les autres doivent céder le pas est sans contredit la pomme de terre. Dieu a favorisé la pomme de terre, et l'a choisie entre toutes les productions végétales pour procurer à l'homme une nourriture saine, agréable et économique; peu de terre lui suffit, presque tous les climats lui conviennent, elle exige bien peu de culture, et cependant les services qu'elle rend à l'humanité sont immenses. Il y a à peine un demi-siècle la pomme de terre était inconnue ou méprisée; l'illustre Parmentier fut son avocat, le roi Louis XVI son protecteur, et dès son début sa fortune fut assurée. Aujourd'hui ce tubercule, qui naguère était réservé à la nourriture de quelques animaux, se trouve honorablement placé sur la table du riche, et vient porter l'abondance dans la demeure du pauvre.

Il n'est pas de légume qui puisse être mangé de plus de façons différentes et à moins de frais que la pomme de terre : au lait, au beurre, à l'eau, cuite sous la cendre, la pomme de terre est également agréable et également digeste. Les fruits ne sont pas exclus d'un bon régime diététique; les meilleurs sont principalement ceux qui ne sont pas acides, tels que la bonne poire fondante, l'abricot, la pêche, la fraise, les figues, la pomme de rainette cuite, le melon en petite quantité. Le chocolat bien fait, sans aromates, et préparé à l'eau, n'est pas malfaisant; mais tous les estomacs ne s'en accommodent pas.

La cuisine la plus simple est toujours la meilleure pour les personnes qui ont l'estomac délicat, et l'on peut dire qu'un bon cuisinier est bien souvent une richesse perfide; la meilleure manière d'accommoder les alimens, et particulièrement les légumes ainsi que le poisson, est de les faire préparer tout simplement avec un peu de beurre bien frais que l'on fera bouillir le moins qu'il sera possible.

J'ai vu des malades et surtout des dames qui, ne pouvant obtenir, ou craignant de ne pas obtenir de leurs domestiques toute la simplicité nécessaire dans la préparation de leur nourriture, prenaient le parti de faire leur cuisine eux-mêmes; ceux-là étaient bien sûrs de n'être pas trompés. Ma femme conserve encore le petit fourneau à l'esprit de vin sur lequel, pendant plusieurs années, elle faisait cuire et préparait tous ses alimens. Il est de fait que la cuisine d'une personne affectée de gastrite n'est pas propre à faire briller le talent d'un cordon bleu, et il m'est arrivé plus d'une fois d'entendre avouer à ces artistes émérites qu'ils préféraient quitter leur place que de consentir à laisser manger à leurs maîtres, ou à leurs maîtresses, *de la ripopée de ma façon.*

Les choses dont les personnes affectées de gastrite doivent s'abstenir absolument sont : les liqueurs alcooliques, le vin pur, le thé, le café noir, les acides, les choux, l'oseille, les artichauts, les grenailles sèches et surtout les haricots, le lard, les viandes fumées, truffées, épicées, les ragoûts, les sauces d'un goût élevé, les substances conservées dans le sucre ou dans le sel, les eaux conservées dans des conduits ou réservoirs de plomb, le fromage fermenté, les pâtisseries lourdes, les confiseries.

DEUXIÈME DEGRÉ.

J'ai fait l'énumération de tous les alimens dont peut faire usage une personne dont l'estomac est malade à un degré léger; mais dans cette nomenclature il y a beaucoup de choses qui conviendraient également à celles qui sont malades à un degré plus grave; les végétaux, par exemple, le lait, les œufs frais, etc.; mais il peut arriver que la susceptibilité de l'estomac soit telle, que la digestion de quoi que ce soit fût très pénible et très laborieuse; c'est alors qu'il faut temporiser; c'est ici le cas de recommander l'usage du lait si l'estomac peut le supporter ainsi que les potages faits avec la substance végétale dite NUTRITINE préparée soit au lait, soit à l'eau et au beurre frais avec du sucre si l'on veut, comme pour une panade ordinaire. (Voyez page 38.)

Si la chaleur de l'estomac est trop vive, si les sucs acides sont en excès, le lait introduit dans les voies digestives s'y décompose promptement et produit, au lieu d'une digestion homogène, du coagulum ou caillé et du sérum ou petit lait avec excès d'acide; le malade est promptement averti de ce phénomène par les renvois acides qu'il éprouve et le sentiment d'âcreté qu'il ressent dans l'estomac : il faut alors s'en abstenir.

Si le lait digère bien, il peut, à lui seul, former en grande partie l'alimentation d'un malade; on peut ensuite le rendre plus nourrissant en y ajoutant un peu de Nutritine, de semoule, de vermicelle, de sagou, de tapioka, de pain même ou de légers échaudés émiettés dans le lait : il faut alors réitérer la dose alimentaire aussi souvent que le besoin s'en fait sentir.

A défaut du lait, ou conjointement avec lui, on peut nourrir le malade avec des potages faits avec les substances que je viens d'énumérer, préparées au beurre; une excellente chose est une soupe ou panade bien mitonnée, faite avec des biscottes de Bruxelles, ou de pain Gressini, ou simplement de la croûte de bon pain, de l'eau, du bon beurre frais bien fin, et un peu de sucre ou de miel; ce potage est un véritable cataplasme qui, introduit dans l'estomac, le nourrit et calme ses douleurs.

J'ai fait nourrir une dame, qui était arrivée au degré le plus éminent de gastrite grave, avec des purées demi-liquides de légumes, faites sans sel et sans beurre, et dans lesquelles la pomme de terre entrait pour beaucoup; peu à peu on y mit un peu de beurre, puis du sucre; puis, on y mêla un peu de chair de poisson; bientôt elle mangea de l'échaudé, puis du pain; et enfin, aidée de l'action des médicamens spéciaux, cette dame (1), qui était réduite à un

(1) Madame Destrem, rue du Bac. La guérison de cette dame étonna

tel état de faiblesse qu'elle éprouvait presque chaque jour plusieurs syncopes dont une seule pouvait causer sa mort si elle se fût prolongée, qui ne se soutenait qu'à l'aide de quelques cuillerées d'eau gommée mêlée à très peu de lait, cette dame, dis je, est revenue à la vie comme une lampe à laquelle on fournirait une huile vivifiante, et ce, qui est mieux encore, c'est que depuis plus de huit ans que sa guérison a eu lieu elle n'a éprouvé aucune rechute et qu'elle a mis au monde deux beaux enfans qui se portent également bien.

Les purées, les soupes aux légumes, les potages au lait ou au beurre, le bouillon de grenouilles et leur chair, la chair de poisson frais, particulièrement le merlan, soit avec du pain, soit avec de l'échaudé, ou avec un peu de gâteau de gruau, suivant l'état de l'estomac, la marmelade de chair de potiron faite avec du beurre et du sucre, le plat d'entremets, dit œufs au lait, *sans aromates;* le miel dans la boisson, l'eau gommée et sucrée, tiède en hiver; tel est le cercle alimentaire dont il ne faut pas s'écarter pour le régime des malades affectés de gastrite ou de digestalgie grave. Souvent un malade, avant d'être entièrement guéri, éprouve plus d'une vicissitude, et passe du premier au deuxième degré comme du deuxième il revient au premier; le régime alors doit également suivre dans ses limites celles qui caractérisent les phases de la maladie : je le répète, point de régime, point de guérison!

---

bien toute sa famille qui la croyait sans ressource (voyez l'observation première, dossier n° 80); je n'avais pas alors la ressource de la Nutritine, qui depuis m'a rendu bien des services.

C'est particulièrement pour les personnes dont les voies digestives sont le siège d'affections graves que le sirop sédatif a été composé; son effet est quelquefois miraculeux; lorsque l'irritation de l'estomac est extrême, je prescris une cuillerée à bouche de ce sirop le matin à jeun et une le soir à l'heure du coucher; indépendamment de ces deux cuillerées je prescris habituellement deux cuillerées à chaque repas du jour, dont une avant de commencer à manger et l'autre immédiatement en finissant: les pilules sédatives qui ont aussi une action si puissante ne viennent en aide au sirop que lorsque l'estomac a perdu de son extrême irritabilité (voir aux observations pour les cas de guérison).

Je ne terminerai pas ce chapitre sans faire une recommandation bien utile aux malades, c'est d'avoir soin de varier, autant qu'il leur sera possible sans sortir du cercle tracé, les substances alimentaires, soit par le choix des substances elles-mêmes, soit par leur préparation. Rien ne rebute plus les malades comme de manger toujours la même chose, et sous ce rapport les personnes affectées de gastrite sont doublement malheureuses; mais on peut varier l'alimentation en donnant chaque jour quelques mets différens, soit par leur forme, soit par leur espèce, soit par leur assaisonnement.

HYGIÈNE (ART DE CONSERVER LA SANTÉ).

L'hygiène fait essentiellement partie du traitement des maladies et particulièrement de la digestalgie; celle que j'indique dans mon traitement consiste à tenir le corps dans un grand état de propreté à l'aide de bains fréquemment répétés, chauds ou froids, simples ou composés, suivant les circonstances de la maladie et aussi suivant la saison; à favoriser la circulation du sang, hâter le mouvement des fluides et exciter la vitalité musculaire au moyen de l'exercice modéré du corps et des frictions cutanées; à recommander aux malades de ne pas mettre de trop longs intervalles entre leurs repas, et surtout à prendre le plus grand soin de combattre, par tous les moyens possibles, l'espèce d'engourdissement et de disposition au sommeil qui les obsède souvent après avoir mangé; à cet effet, de ne jamais se livrer à un travail contentif après les repas; de ne point lire ou écrire, mais de se promener, de s'agiter par un exercice quelconque pendant une heure si cela est possible, mais au moins pendant une demi-heure; de ne point se coucher aussitôt après avoir mangé, à moins qu'il n'y ait un grand état de faiblesse; de changer souvent de linge et de vêtemens, de se promener au grand air et surtout au soleil; le soleil est le père de la vie. Il est important de ne point habiter des lieux bas et humides; il faut surtout fuir les logemens qui sont continuellement exposés aux vents du nord; il vaudrait mille fois mieux bivouaquer en plein champ, abrité par une simple natte de paille, que de coucher dans un local exposé aux vents du nord ou qui ne serait pas suffisamment ventilé par un courant d'air venant du midi.

TROISIÈME PARTIE.

AFFECTIONS NERVEUSES.

Au risque de me voir anathématisé par ceux qui regardent tout ce qui a rapport au magnétisme comme une erreur ou une jonglerie, je ne puis me refuser au plaisir de donner place ici à l'extrait d'un travail assez considérable que je fis en 1824 pour l'*Encyclopédie moderne* dont j'étais alors un des rédacteurs. Ce sera une préface toute faite pour ce que j'ai à dire sur les affections nerveuses; je ferai suivre cet extrait de quelques observations qui me sont propres et qui ont bien modifié mon opinion sur un sujet digne de l'étude de tous les hommes consciencieux (1).

---

(1) Tant d'absurdités ont été depuis quelque temps publiées sur le magnétisme, que j'ai cru devoir ajourner la publication d'un ouvrage que j'avais préparé sur cet intéressant sujet; c'est par le même motif que j'ai supprimé dans cette édition les observations dont le magnétisme était l'objet principal. Il faut un courage dont j'avoue ne pas me sentir capable pour s'exposer à se voir confondu avec ceux qui dressent leurs tréteaux presque sur les places publiques. Cette folie passera, j'espère, comme tant d'autres, et alors les hommes de science et de conscience pourront se faire entendre à leur tour.

« Les phénomènes qui caractérisent le somnambulisme (le somnambulisme naturel) sont si singuliers qu'ils ont toujours frappé d'étonnement ceux qui en ont été les témoins ; il n'est donc pas étonnant qu'ils aient donné lieu à des contes absurdes qui tous ont trouvé crédit parmi le peuple : nous ne décrirons point les symptômes qui signalent cette affection et dans laquelle on reconnait une combinaison singulière de la mémoire des sens à moitié éveillés avec l'imagination qui vient y ajouter une sorte de lumière fugace et cependant fixe à l'égard de certains objets. Chacun sait de quoi sont capables ceux qui sont affectés de cette maladie qui tourmente principalement la jeunesse, et particulièrement les hommes ; on sait aussi qu'une surveillance active et prudente, des bains, un régime rafraîchissant, de l'exercice, de la dissipation, quelquefois la saignée suivant la disposition du sujet, sont les seuls moyens à employer contre une affection que l'âge ne manque jamais de guérir.

» Mais il est une autre espèce de somnambulisme tirée de l'influence qu'on attribue à certain fluide répandu chez tous les individus à des doses et sous des rapports différens, c'est de celle-là dont nous allons particulièrement nous occuper.

» Dès la plus haute antiquité on a cherché la guérison des maladies dans l'usage des choses surnaturelles ; le ciel et l'enfer, tour à tour invoqués par ceux qui s'en attribuaient le pouvoir, devenaient à leur gré la source des maux ou des biens, l'objet de la crainte ou de la reconnaissances des hommes ; il y a dans l'esprit de la plupart d'entre nous un sentiment secret d'orgueil ou de faiblesse qui nous porte aisément à croire qu'il existe quelque connexité entre notre individu et les objets qui sont hors de la portée de nos sens; de là cette merveilleuse facilité avec laquelle ceux qui ont bien connu cette disposition de l'esprit humain ont établi et propagé des erreurs qui, profitables à leurs auteurs seuls, ont singulièrement retardé le progrès des sciences et de la vérité. « Personne ne doute, dit Pline, que la magie ne soit née » de la médecine, et qu'en réunissant ce que la reli» gion a de splendeur et d'autorité pour captiver le » genre humain et l'astrologie judiciaire de merveil» leux, elle ne se soit insinuée dans les esprits sous pré» texte de donner des remèdes plus efficaces que les » remèdes ordinaires. » Les astres, les métaux, les plantes, les animaux, sont devenus successivement, et quelquefois ensemble, l'objet des recherches et des expériences sur les moyens de guérir les maladies dont, faute de connaissances anatomiques, on ne pouvait connaître le siége et encore moins la médication. A défaut d'instrumens de chirurgie, et par l'effet de la même ignorance, on appliquait des emplâtres enchantés auxquels on attribuait la propriété d'attirer au dehors les projectiles de guerre; des armes charmées faisaient des blessures inguérissables ou qui ne pouvaient l'être que par l'effet d'un pouvoir supérieur à celui qui avait causé le mal, etc., etc. Plus tard, et à diverses époques, parurent des hommes qui prétendirent avoir le pouvoir de guérir toutes les maladies par le seul effet de leur volonté, d'autres par quelques pratiques particulières, comme le toucher, l'imposition des mains; beaucoup de ces guérisseurs ont eu de grands succès et une vogue extraordinaire; Gassner, un de ceux dont l'histoire nous a conservé les pratiques, touchait la partie affectée en lui faisant éprouver une sorte de magnétisme. « On le voyait frotter vivement sa ceinture, toucher ensuite et frotter vivement la tête et la nuque du malade. » Valentin Greatrakes, fameux thaumaturge qui fut célèbre en Irlande et en Angleterre, guérissait les malades par l'effet du toucher. Ces hommes ne songeaient point à ériger en doctrine ce qu'ils considéraient comme une faculté qui leur était personnelle, et longtemps les peuples crurent que des hommes aimés de Dieu avaient reçu de lui le don de guérir les maux invétérés rebelles à la médecine. Mesmer chercha à réunir en théorie ce qui avait paru avant lui sur ce sujet; il l'entoura de tous les moyens capables de produire des sensations sur les individus dont l'organisation nerveuse devait à leur insu lui servir d'auxiliaire; l'aimant fut un de ses principaux agens; déjà depuis longtemps l'effet magnétique de ce minéral et des substances qui partagent sa propriété avait fixé l'attention des chimistes et des physiciens; on l'avait employé en médecine, et des succès diversement contestés avaient signalé ses effets; mais l'usage en était à peu près abandonné. Le baquet de Mesmer, mélange de plusieurs métaux à l'état d'oxidation, était muni d'une tige de fer recourbée semblable à un conducteur électrique; cette tige était dirigée sur les malades auxquels, dans quelques cas, on faisait former la chaîne *en se tenant par les mains;* cette pratique produisit sans doute quelques effets réels dus à une sorte de courant galvanique imparfait, et peut-être s'en manqua-t-il de bien peu qu'on ne découvrît dès ce moment l'électricité formée du contact des métaux. Joignant à cela un langage mystique et une confiance absolue dans un prétendu certain sens intérieur, Mesmer produisit des effets qui sont plus faciles à concevoir qu'à expliquer; son histoire est trop connue pour que nous en entretenions longtemps nos lecteurs, et Mesmer charlatan, jongleur ou philosophe, est un personnage dont le procès sera longtemps lié à celui du magnétisme animal, objet actuel des sarcasmes ou des méditations de bien des gens.

» Les belles expériences sur l'électricité physique, le perfectionnement des machines, la découverte si étonnante du galvanisme, tout en éclairant les esprits, les remplirent de nouvelles incertitudes. Certes quand on est témoin des effets si énergiques des piles galvaniques, quand on examine leur action sur les mouvemens musculaires des animaux, quand on voit un barreau de métal rougir, fondre, et même s'évaporer par l'effet du courant inaperçu d'une forte cuve dans laquelle on ne remarque pendant le phénomène aucun changement physique, aucun trouble, aucune opération que les sens puissent apprécier, on peut bien penser que la nature a des ressorts, une puissance, une combinaison d'action dont les moyens et les causes nous seront longtemps inconnus; un fluide propre à certaine classe d'animaux ne serait pas une supposition tout-à-fait absurde dans l'état actuel de la science, et les découvertes modernes, loin de faire rejeter l'espoir d'en faire de nouvelles, doivent au contraire le fortifier. Mais quelle est la nature de ce fluide? où prend-il sa source? Fait-il partie d'un fluide universel répandu dans toute la nature? est-il propre à l'homme? chaque animal a-t-il le sien? Le fluide nerveux dont les uns ont nié, d'autres admis l'existence, participe-t-il de la même nature? l'homme est-il une machine électro-galvanique organisée dont le foyer vital, établi dans le cerveau, transmet dans chacune de ses parties, par les cordes nerveuses, la vie et la sensibilité? Notre âge n'est peut-être pas destiné à voir résoudre ces questions ; l'homme sage ne rejette rien, il doute jusqu'à ce que la vérité l'éclaire.

» L'influence de certains hommes sur leurs semblables, l'ascendant irrésistible qui leur donne une sorte d'empire sur tout ce qui les environne, l'effet des passions, les émotions profondes, les désirs ardens excités en nous par les impressions que nous transmettent les sens et que nous pouvons à notre tour transmettre à d'autres individus, la puissance de la parole, celle du regard, celle plus énergique du toucher, tout cela fait naître en nous, quand on y réfléchit bien, une disposition à croire qu'il y a quelque chose de plus dans notre organisation qu'un simple arrangement mécanique de fluides et de solides. Mais sans nous élever à des considérations dont la solution a exercé en vain des hommes d'un génie supérieur, envisageons simplement ce qui se passe journellement en nous et autour de nous : l'amant ne se contente pas de voir, de parler à la femme qu'il aime, il veut presser sa main; est-ce donc *pour se mettre en rapport avec elle* (1)? Une partie quelconque du vêtement d'un objet aimé, un ruban, une boucle de cheveux, cachée

(1) Expression employée pour désigner l'union momentanée par effet magnétique entre deux personnes.

comme un talisman, pressée contre le cœur, porte dans l'ame l'émotion la plus douce et souvent la plus dangereuse; l'homme suppliant, l'être faible qui demande secours, cherchent à presser les mains de celui qu'ils veulent attendrir, à toucher au moins ses habits; et ces attouchemens, ces sortes d'impressions *magnétiques* disposent l'ame la plus dure à écouter la prière; quelque fluide se communique-t-il donc par le contact? L'homme furieux ferme les poings, serre les lèvres, son corps est dans un état de contraction génératrice qui double, qui quintuple sa force musculaire; est-ce donc pour accumuler son fluide qu'il fait ainsi de tout son corps une machine de concentration dont l'explosion ou la *décharge* aura pour effet le meurtre d'un ennemi, un acte de désespoir, ou quelque résolution empreinte de colère et de fureur? Voyez au contraire cet homme pusillanime qui fuit le danger, ou qui est frappé de terreur à l'aspect d'un péril que d'autres que lui pourraient aisément braver; ses mains sont étendues, ses genoux sont à demi fléchis, ses muscles sont dans un état de relâchement et de faiblesse générale, et si l'on osait le comparer à une machine électrique, on dirait que ses doigts, et jusqu'à ses cheveux, sont autant de pointes qui laissent écouler trop rapidement le peu de fluide que contient son individu.

» De ces deux hommes l'un a-t-il du fluide en excès, l'autre est-il dans un état négatif?

» Ce ne sont pas ces idées très brièvement consignées ici qui conduisent les hommes qui de nos jours cherchent à réveiller le magnétisme; un système général basé sur des observations philosophiques tendant à conduire à la découverte de quelques-uns des secrets que nous cache encore la nature les séduit moins que la spécialité d'une doctrine dont la mise en pratique n'est pas sans avantage pour eux; c'est au somnambulisme seul que se rapporte aujourd'hui une série d'expériences dans lesquelles on s'efforce inutilement à mettre en relief des phénomènes, plus tard exploités par des charlatans, et qui d'ailleurs sont d'une bien petite importance pour la science et pour la vérité.

» Un homme est doué d'une force magnétique éprouvée; il est soutenu par une grande confiance en lui-même et dans son influence sur les individus qui l'approchent; on lui amène un malade ou une personne propre à subir les effets de cette influence; il se met en rapport avec elle en équilibrant la chaleur animale par quelques attouchemens. l'impression des mains, par exemple; ensuite il parcourt diverses lignes du corps, porte les mains à la tête, à l'estomac, et bientôt l'individu magnétisé s'endort profondément. Les maîtres de l'art font moins de cérémonies; forts de leur vigoureuse influence, il leur suffit d'étendre la main sur le patient *avec une ferme volonté;* d'autres promènent leurs mains à distance sur les lignes de la tête et sur celles de la figure; d'autres fixent seulement un doigt sur le front du malade; si le fluide n'opère pas l'effet somnambulique, ce qui arrive assez souvent, surtout quand on magnétise *au hasard*, on en accuse ordinairement l'organisation sensitive du sujet. L'individu à l'état de somnambulisme conserve l'usage intérieur de ses facultés intellectuelles, du moi sensitif, et cependant il dort physiquement pour lui comme pour tous les assistans ; il est isolé de tout, excepté cependant de son magnétiseur; il n'aura à son réveil aucune connaissance de ce qu'il aura dit; il parle : le grand livre de la nature est ouvert à ses yeux (aux yeux de son esprit), il lit quelquefois dans un livre fermé, il voit à travers une porte, sait ce qui se passe à de grandes distances, décrit son mal s'il est malade, ou celui des autres si on l'interroge sur leurs maux ; indique la plante salutaire, le lieu où elle se trouve, l'usage qu'on doit en faire ; devine la pensée de celui qui l'interroge, prédit l'heure de son réveil, etc., etc. Les enthousiastes crient au miracle, les incrédules rient, et l'homme sensé et consciencieux réfléchit.

» Des curieux, des médecins, des hommes instruits, s'occupent exclusivement de magnétisme; on ne peut les supposer tous de mauvaise foi ; mais d'un autre côté combien de jongleurs, de fripons ont exploité et exploitent encore à l'aide de ce moyen la crédulité publique ! On trouvera toujours des gens de bonne volonté pour gagner de l'argent en dormant, d'autres qui en donneront volontiers pour dormir tout éveillés et qui semblent se présenter avec une sorte d'empressement au devant de tous les piéges que l'on tend à leur trop facile crédulité.

» En résumé, s'il y a quelque chose de vrai dans le magnétisme animal on ne peut espérer de le trouver qu'à l'aide des expériences soigneusement étudiées ; cette théorie aura sans doute pour préliminaires la connaissance et l'examen du système général de l'influence que les corps exercent les uns sur les autres ; influence qui, peut-être, s'augmente sous l'empire de certaines conditions que nous ne connaissons pas ;

c'est ainsi qu'il faudra procéder et non par la spécialité du somnambulisme. Quelques faits récemment observés ont causé de l'étonnement à beaucoup de praticiens ; on doit rapporter ces faits à l'excitation nerveuse provoquée par l'imagination ; peut-être, au reste, les magnétiseurs auront-ils été utiles à la médecine comme les alchimistes l'ont été à la chimie en mettant sur la voie de quelque découverte importante ; peut-être qu'un nouveau Galvani découvrira le fluide animal et le rendra sensible par l'expérience. Mais nous pensons qu'on est encore loin de ce moment, et nous pensons surtout que ce n'est pas en exploitant le magnétisme, en commençant par s'en faire un état et un moyen de réputation, mais en multipliant les expériences sous les yeux de savans désintéressés dans la cause, en provoquant l'attention des hommes probes et instruits, que l'on parviendra à décider s'il y a réellement quelque pas de fait vers une découverte utile ou si tout ce que nous savons du magnétisme et du somnambulisme n'est qu'erreur et mensonge. »

C'est ainsi que je m'exprimais en 1824; alors je n'avais pas encore eu occasion d'expérimenter des faits magnétiques. Amant passionné de la science, je cherchais avec ardeur les occasions d'étude qui se présentaient à moi ; mais imbu du matérialisme des écoles je ne voyais rien au delà des lois physiques de l'organisation humaine; je croyais alors que toute médecine résidait dans la pharmacie; je savais le corps humain pour en avoir suivi de mon scalpel les fibres les plus déliées ; mais j'ignorais s'il existait pour lui autre chose que l'arrangement anatomique de ses parties. Jeune encore dans la pratique médicale, l'in fluence de la sensibilité nerveuse sur les maladies, sur le tempérament des hommes et sur tous les actes de la vie était pour moi dans l'obscurité du chaos; l'âge, la pratique et l'observation m'ont appris depuis sur ce sujet ce que j'aurais en vain cherché dans les livres et ce qui ne peut guère se transmettre alors qu'on l'a appris. Pour ne parler ici que des affections nerveuses, comment définir une maladie qui ressemble à toutes sans être une seule d'elles, qui revêt toutes les formes, qui place un individu sous les apparences d'une mort prochaine, puis le laisse un instant après parfaitement dispos; une maladie qui provoque des souffrances physiques et trop réelles, sans que la plupart du temps aucun caractère extérieur la fasse connaître à ceux qui doutent de son existence, et en sont pourtant quelquefois les uniques causes; une maladie enfin qui a son siége *partout* et *nulle part*, qui fatigue et détruit la vie intellectuelle plus encore que la vie physique? Ici c'est une femme que la voix grondeuse de son mari trouble et désespère, et qui à son tour le poursuit et le flagelle de ses injustes soupçons; là c'est une jeune fille, dérobant ses pleurs à ceux qui lui sont chers : elle souffre et languit sans se plaindre; plus loin c'est un homme qui de patient et joyeux devient irritable et chagrin; il s'emporte, il accuse les siens d'injustice et de persécution, et dédaignant de se plaindre, use sa vie dans un tourment dont rien ne peut adoucir l'amertume.

L'âge, le sexe, le tempérament, la position sociale, l'éducation, sont autant de circonstances qui modifient à l'infini les affections nerveuses et leur donnent une physionomie différente pour chaque individu.

Mais elles sont faciles à deviner, à comprendre pour celui qui s'est donné la peine de les étudier, disons le mot, pour celui qui en a fait à ses dépens la cruelle expérience. Décrire séparément tous les caractères que peuvent tour à tour revêtir ces funestes affections, ce serait entreprendre l'histoire de toutes les maladies humaines. Que de fois il m'est arrivé dans le secret de mon cabinet de voir des pleurs couler lorsque je posais le doigt sur la véritable cause d'un mal que la médecine n'avait pu guérir, de ce mal sans nom dont le remède ne se trouve pas dans les fioles des apothicaires ! Que de fois aussi suis-je parvenu à consoler des êtres souffrans en leur expliquant la nature de leur mal, les moyens d'y résister, l'antidote qu'il convenait d'y opposer, et surtout en leur faisant voir de plus grands maux que les leurs, vaincus par la constance, la résignation, et cette religieuse philosophie qui a été donnée à l'homme comme contrepoids aux déceptions et aux amertumes de la vie !

L'art ne peut-il absolument rien pour les affections nerveuses? il serait trop douloureux de le croire, et Dieu merci nous n'en sommes pas réduits à cet excès de pauvreté ; oui, nous pouvons quelque chose ; car si le véritable remède d'une affection nerveuse est dans la cause même qui l'a provoquée, il n'en est pas moins vrai qu'une trop grande excitabilité des nerfs est le point de départ des désordres qui se reconnaissent dans la plupart des cas; c'est donc à calmer, puis à diminuer cette trop grande excitabilité, que le médecin doit surtout s'attacher; dans ces circonstances le sirop sédatif composé selon ma formule, convenablement administré et combiné avec quelques autres moyens, se montre bien supérieur à toutes les préparations officinales connues jusqu'à ce jour.

Quelle médecine pourrait se comparer dans ces sortes de cas à l'action du fluide magnétique si l'art pouvait jamais parvenir à en préciser les effets, à en indiquer l'usage et les moyens; quelle médecine que celle qui se trouve dans tous les individus, qui se transmet par le seul fait du désir de soulager son semblable, qui ne fatigue aucun organe et semble être le principe de vie lui-même répandu par la Providence sur toute la nature! Ah! les médecins sont bien coupables de ne pas chercher par l'étude et l'expérience à démêler la vérité au milieu de ce chaos d'erreurs et de mensonge; et les magnétiseurs, je dis les magnétiseurs éclairés et de bonne foi, sont bien aveugles de ne pas comprendre qu'en ravalant les faits magnétiques à des séances de physique amusante, ils ne cessent de donner gain de cause à leurs ennemis. Au lieu de justifier les sarcasmes de leurs détracteurs en s'obstinant à traiter des affections organiques avec l'unique secours des conseils et des prévisions d'une somnambule, que les magnétiseurs appliquent le magnétisme *directement*, avec foi et volonté; qu'ils l'appliquent surtout à ces affections si variées dont la cause réside dans le dérangement, l'affaissement, ou la surexcitation du système nerveux; le succès répondra bientôt pour eux et fera taire ceux qui glosent de tout sans savoir et préfèrent nier ce qu'ils ne comprennent pas que de l'étudier avec conscience et un véritable désir de s'instruire.

QUATRIÈME PARTIE.

DES AFFECTIONS CHRONIQUES DES VISCÈRES.

Tout se touche et se lie dans l'organisation admirable de l'homme, et bien que chaque viscère ait sa fonction toute spéciale et qu'il soit en apparence indépendant par sa nature, aucun de ces viscères ne peut fonctionner sans être influencé par le travail de tous les autres sur lesquels il exerce à son tour une semblable influence.

L'organe digestif étant à lui seul composé de plusieurs viscères qui concourent à son œuvre a nécessairement une plus grande influence sur l'organisme; la moindre perturbation dans son travail porte le trouble et le désordre dans celui des autres organes; cela est surtout rigoureusement vrai pour les viscères contenus dans les grandes cavités thoraciques et abdominales.

D'un autre côté, le travail de la digestion ne peut s'exécuter parfaitement si chacun des viscères fonctionnans ne jouit librement de toute l'intégrité de ses fonctions; c'est encore une vérité incontestable.

Que le foie soit malade, la sécrétion de la bile est

interrompue ou viciée, la digestion en souffre; il en est de même pour le pancréas, pour la rate, etc., etc.; les viscères même qui n'ont pour fonctions spéciales que de séparer, expulser les fluides ou solides excrémentitiels, ne peuvent être malades sans que l'appareil digestif en souffre plus ou moins; si les reins qui distillent l'urine, si la vessie qui la reçoit, si les canaux qui lui livrent passage sont empêchés, gênés dans leurs fonctions, il y a trouble, embarras, douleurs, et par suite perversion de toutes les fonctions qui précèdent l'acte de défécation. Si la digestion se fait mal elle produit de mauvais chyle; les sucs réparateurs ne distribuent plus le baume de vie dans toutes les parties de notre individu et la machine ne tarde pas à se détraquer.

On peut donc dire avec vérité que la digestion est la base de l'équilibre de la santé humaine et que souvent on commet une erreur en ne voyant dans l'affection d'un organe, en apparence sans connexité avec les voies digestives, qu'un fait isolé; il m'est arrivé plus d'une fois de répondre à des demandes de consultations pour des affections chroniques du cœur, des poumons, etc., etc., par des questions propres à m'éclairer sur l'état des organes de la digestion, et de découvrir par suite des réponses qui m'étaient faites que ce qui était pris pour une affection *essentielle* ou *organique* de tel ou tel viscère ne provenait que de l'altération des fonctions digestives.

Mais il m'arrive bien souvent aussi de découvrir que tout le désordre dont on se plaint tient à une affection nerveuse soit générale soit locale; la gastrite, par exemple, offre fréquemment ce caractère particulier. Une personne peut à peine digérer la substance la plus légère; dans sa tristesse extrême elle repousse avec amertume les consolations, les encouragemens de ses proches; mais il arrive qu'une circonstance imprévue oblige cette personne à faire un peu violence à ces tristes dispositions, la venue d'un ami, d'un parent, une invitation amicale repoussée d'abord, puis acceptée; on sort, on se promène, les idées s'éclaircissent, le courage revient et avec lui un peu de gaîté; on dîne, on mange plusieurs choses avec appréhension d'abord, puis on se laisse aller à la sollicitation générale, et l'on est tout étonné de digérer sans difficulté des alimens depuis longtemps exclus du régime ordinaire.

La gastrite se montre ainsi presque toujours avec sa physionomie nerveuse, et les indifférens ou ceux qui ne peuvent rien comprendre à de semblables choses ne manqueront pas de dire : « Avez-vous vu comme madame une telle a bien dîné! je vous assure qu'elle n'est pas aussi malade qu'elle le dit.... »

A l'époque où ma pauvre femme souffrait le plus d'une gastrite qui la faisait languir depuis dix ans, et contre laquelle je n'avais à opposer alors que ce que tout médecin aurait pu faire en pareil cas, *le régime, les sangsues*, *l'eau gommée*, je me déterminai à tenter l'essai d'un petit voyage. Nous partîmes avec une provision de lait tenu chaud dans la voiture entre des flanelles, plus quelques échaudés, seule nourriture que pût supporter ma chère malade; elle était si faible que mes amis m'assuraient que je ne ferais pas dix lieues sans être contraint à m'arrêter. A Rouen où j'arrivai sans encombre, ma femme mangeait du potage; au Havre elle pouvait se promener à pied sur la jetée; elle mangeait du pain, du poisson; le reste du voyage fut de plus en plus heureux, et si mes occupations m'eussent permis de prolonger mon absence pendant deux ou trois mois, peut-être aurais-je ramené ma femme tout-à-fait guérie; malheureusement il fallut revenir à Paris et nous y retrouvâmes nos maux. C'est alors que je travaillai avec plus d'ardeur que jamais à chercher les heureuses combinaisons de médicamens dont j'obtins enfin le succès le plus complet et le plus assuré; car il y avait, grace au ciel, dix ans que la santé de ma femme était parfaite, lorsque le cruel et irréparable malheur de la mort de notre unique enfant vint lui porter un coup bien funeste.

Je l'ai dit dans l'avertissement qui précède cet ouvrage : « Il faut pour obtenir leur guérison (les affections chroniques des viscères) une patience, une persévérance que ne peuvent avoir les médecins que réclame à chaque instant le combat vif et prompt des maladies aiguës. » Oui, je le dis avec la plus parfaite conviction, il faut pour l'étude des maladies chroniques une disposition toute spéciale, un tact particulier, une persévérance de réflexion qu'il n'est pas donné à tout homme d'avoir; c'est une faculté innée dont il n'y a point à se glorifier, mais qu'il faut savoir mettre à profit. Il m'arrive bien souvent de demeurer plusieurs heures à méditer sur la lecture attentive d'une lettre que m'écrit un malade avant de pouvoir me former une opinion précise sur sa maladie aussi bien que sur les moyens propres à la combattre; quelquefois même je suis obligé d'écrire pour demander un supplément d'instruction; je dois dire à ce sujet que souvent les malades m'ont consulté d'après l'aveu et avec le concours de leur médecin ordinaire, et que ces médecins, comprenant bien tout ce que nos fonctions ont de noble et d'élevé dans le but que nous nous proposons avant tout, le soulagement de l'humanité, ont contribué à m'éclairer en m'envoyant le détail de la maladie et celui des moyens qu'ils avaient employés avec plus ou moins de succès. Cette conduite est véritablement digne d'éloge; c'est d'ailleurs ce que nous faisons nous-même à Paris où il nous arrive tous les jours d'appeler auprès de nos malades ceux de nos confrères qui ont la réputation de s'occuper avec quelque prédilection de la maladie sur laquelle nous désirons prendre leur avis (1); mais rien au monde n'est préférable au récit du malade lui-même qui, n'étant influencé par aucune opinion médicale, décrit tout simplement ce qu'il éprouve sans le faire rapporter à tel ou tel symptôme, et comme il ne peut se tromper sur la nature de ses souffrances, il est plus à même que

(1) Quoi qu'on puisse dire sur les spécialités, il n'en sera pas moins toujours vrai que l'on appellera de préférence, pour un cas *spécial*, l'homme qui se fait connaître par des travaux habituels sur la matière ; tous les chirurgiens pratiquent l'opération de la taille, cela n'empêche pas qu'il n'y ait des hommes *spéciaux* pour cette opération, d'autres pour la *lithotritie, le broiement*, *les maladies du rectum et de la vessie, de la matrice*, etc., etc. Tous les médecins soignent et savent soigner les enfans; pourquoi donc appelle-t-on par préférence en consultation MM. Guersant, Baron? c'est qu'on leur reconnaît *une spécialité* d'étude et de pratique pour les maladies des enfans; cela est incontestable et sera de tous les temps, n'en déplaise aux *universalistes*.

personne d'en préciser le siége et la valeur; aussi je ne cesse de recommander aux personnes qui me consultent de me fournir tous les détails qu'il leur est possible de me donner, même les plus minutieux; dans les choses en apparence indifférentes je trouve quelquefois un trait qui m'éclaire; j'ai de la patience, soit que j'écoute, soit que je lise; sans cela je n'aurais pas entrepris la tâche pénible de me livrer spécialement au traitement et à l'étude des maladies chroniques.

CINQUIÈME PARTIE.

DE LA CONNAISSANCE DES MALADIES PAR L'ÉTUDE DES TEMPÉRAMENS.

Si l'on a bien voulu faire quelque attention à ce que j'ai dit sur l'influence des évacuations naturelles sur la santé et sur le moral des individus, on a pu voir que j'attache une grande importance à la différence qui existe entre les tempéramens divers qui distinguent l'espèce humaine. Cette différence est en effet d'une grande valeur pour asseoir un jugement sur les causes prédisposantes des maladies et sur le traitement que l'on doit leur opposer; aussi je ne néglige rien de ce qui peut m'éclairer sur ce sujet lorsque je me trouve appelé à donner une consultation.

On reconnait quatre principales divisions dans les tempéramens humains qui sont :

Le sanguin;

Le lymphatique;

Le bilieux;

Le nerveux.

Mais nous devons dire qu'à l'exception peut-être

du tempérament bilieux qui presque toujours présente un caractère net et tranché, il se rencontre rarement un individu qui n'offre, avec le type dominant qui lui est propre, une combinaison avec l'un des autres; cela tient sans doute au résultat du croisement fréquent qui s'opère entre des tempéramens différens l'un de l'autre.

Tant de circonstances sont à considérer dans la grande affaire du mariage, je dis grande pour ceux qui la considèrent encore comme telle; il est si difficile parfois de marier ses enfans; on s'empresse si vivement de saisir la première occasion qui se présente, que lors même qu'on y songerait on n'aurait guère le loisir de tenir compte le moins du monde des rapports *de caractère, de tempérament, de santé,* voire même *d'éducation et d'habitudes de la vie* pour ceux dont il est pourtant question d'engager l'avenir tout entier (1). A un colosse on donne une petite et mignonne femme qui tiendrait presque dans sa poche; par contre une grande et forte femme aura un petit homme; l'un des futurs a eu des écrouelles, il en porte visiblement les stigmates; mais des amis complaisans assurent que les cicatrices qui vous choquent la vue sont dues *à d'anciennes brûlures*, et ceux qui ne demandent pas mieux d'être convaincus se contentent de cette

---

(1) Aussi les Cours d'assises se chargent-elles tous les jours de nous montrer les résultats de ces unions *bâclées* en huit jours, de ces mariages d'affaires négociés comme des effets de commerce, dont souvent ils sont la représentation ou la garantie, et pour la conclusion desquels la chose dont s'occupe le moins est la convenance ou le bonheur des époux.

raison. La jeune personne est contrefaite; elle a passé six années dans un établissement orthopédique où elle a été parfaitement *redressée*, ce qui ne l'empêche pas toutefois de porter un corset dont la confection est un mystérieux travail d'artiste; mais il faut la marier et on trouve moyen de dissimuler le défaut de la taille, les couturières sont si habiles! Qu'arrive-t-il de tout cela? la petite femme meurt hectique après dix-huit mois de mariage; des enfans scrofuleux, rachitiques nés de l'union scrofuleuse, meurent en naissant, ou si par malheur ils vivent, traînent une misérable et douloureuse existence. La femme si bien *redressée* meurt en couches, sans pouvoir donner le jour à l'enfant qui lui arrache la vie. Voilà les conséquences de l'irréflexion avec laquelle on procède très communément au mariage des jeunes gens; la raison voudrait que, prenant en considération les enfans à naître, on ne donnât pas une torture continuelle à la nature par des unions mal assorties; il faudrait autant que possible croiser les espèces; la génération y gagnerait beaucoup. Un homme très lymphatique épousant une femme également lymphatique donnera naissance à des enfans exposés à mourir jeunes, ou à présenter dans leur jeunesse tous les inconvéniens du tempérament lymphatique en excès, tels que l'engorgement des glandes, la gourme, les affections catarrheuses, etc. Si les enfans échappent aux mauvaises chances qui environnent leur jeunesse et contractent eux-mêmes mariage dans de pareilles conditions de tempérament, les enfans qui naîtront d'eux seront à coup sûr scrofuleux, résultat inévitable du tempérament lymphatique dégénéré. D'un autre côté si des tempéramens trop sanguins s'allient ensemble, et qu'à cela se joigne une forte organisation physique, il y aura tendance assurée à l'apoplexie. Mais à quoi bon m'occuper de toutes ces choses? Personne, probablement, ne s'avisera de prendre pour règle les observations que je consigne ici, et l'on n'en continuera pas moins de faire des mariages à tort et à travers, voire même par l'entremise des maisons de négociations, sans consulter, comme je l'ai déjà dit, les convenances morales, non plus que celles de tempérament ou celles de constitution physique. Revenons donc à ce qui a plus directement rapport à notre sujet.

J'ai dit que quatre espèces de tempéramens se remarquaient dans la constitution humaine; il faut indiquer les caractères propres à chacun d'eux.

SANGUIN. . .	AU PHYSIQUE. .	Peau fine et colorée, quelquefois un peu rude au toucher. — Cheveux châtains ou bruns. — Muscles développés. — Poitrine large. — Mouvemens du cœur véhémens.
	AU MORAL.	Tous les défauts et toutes les qualités inhérens à ce genre de tempérament. — Franc. — Généreux. — Actif, hardi par saccades. — Bouillant. — Colère prompte et vive. — Susceptible de fortes passions, souvent peu durables.

Les maladies qui sont l'apanage ordinaire de ce genre de tempérament sont les inflammations, soit partielles soit générales, les congestions sanguines, les maladies organiques du cœur et des gros vaisseaux; les plaies fraîches, les blessures se cicatriseront aisément; les personnes qui ont ce tempérament auront ce que l'on appelle *une bonne charnure;* les fonctions digestives et les évacuations se feront assez bien.

Il y a des personnes qui agissent envers leur sang comme si c'était un fluide inutile ou dangereux; elles sont toujours prêtes à l'accuser de tous leurs maux; il ne faut pas ainsi faire la guerre au sang; car ôter de ce fluide vital, excepté dans le cas d'inflammation, de pléthore ou de congestion bien réelle, est une chose très nuisible; le sang se reproduisant avec une grande facilité, les personnes qui se font saigner à toute occasion n'y gagnent autre chose que la nécessité de se faire saigner plus souvent; la saignée est un moyen efficace de déplétion prompte et instantanée qu'il faut réserver pour les cas urgens; si vous en abusez vous faites mal et vous diminuez imprudemment les ressources de la vitalité. Quelques sangsues posées à propos, la diminution des alimens ou leur choix parmi les substances moins succulentes, une boisson délayante bue avec assez d'abondance, l'abstinence de vin, de liqueurs alcoolisées, tels sont les moyens à l'aide desquels on devra combattre la turgescence sanguine.

LYMPHATIQUE	AU PHYSIQUE..	Peau blanche, douce au toucher. — Coloration médiocre. — Embonpoint souvent assez développé. — Cheveux blonds ou cendrés, doux et soyeux, quelquefois rouges. — Muscles peu développés. — Formes arrondies. — Poitrine plus épaisse que large. — Mouvemens du cœur doux et réguliers.
	AU MORAL.....	Relations douces. — Aversion pour tout ce qui nécessite une action vive et prompte. — Facile à intimider. — Disposé à la vie sédentaire. — Aimant le repos. — Susceptible d'affections durables et profondes.

Les maladies auxquelles ce tempérament dispose sont toutes celles qui naissent du peu d'action et d'activité des fluides. Stase de la lymphe, engorgement et ulcération des glandes, prédisposition aux tubercules pulmonaires, à l'infiltration du tissu cellulaire; les plaies et blessures cicatrisent difficilement; les évacuations sont généralement faciles et abondantes.

Les toniques conviennent aux personnes qui sont douées de ce genre de tempérament; le régime fortifiant, les viandes succulentes, le vin généreux, les préparations ferrugineuses, l'exercice au grand air, l'habitation à la campagne, l'insolation; il ne faut saigner sous aucun prétexte; les émissions sanguines sont toujours nuisibles aux personnes lymphatiques.

Ce tempérament, s'il est porté à un excès dominant, n'est pas fort heureux dans ses conséquences; mais il peut avec grand avantage se croiser soit avec le sanguin, soit avec le bilieux, dont il corrige la trop grande exclusivité.

BILIEUX. . .	AU PHYSIQUE..	Peau brune ou tirant sur le jaune, souvent rude au toucher. — Embonpoint médiocre. — Souvent maigreur extrême. — Cheveux noirs ou foncés, durs, fortement implantés. — Muscles assez fortement dessinés. — Poitrine sèche, assez large, peu épaisse. —Mouvemens du cœur concentrés.
	AU MORAL.....	Disposition à la tristesse, à la défiance, à la jalousie. — Morosité. — Mélancolie. —Passions vives, ardentes et exaltées. — Volonté tenace et absolue. — Hardiesse et persistance dans les desseins. — Caractère sombre. — Activité ou nonchalance extrême.

Les maladies qui sont la conséquence de ce tempérament sont les fièvres bilieuses, la jaunisse (l'ictère), les inflammations des viscères, les maladies du foie, de la rate, les obstructions, diverses monomanies; l'hypocondrie.

Les évacuations sont généralement rares et irrégulières.

Les purgatifs doux conviennent dans la plupart des cas; les laxatifs, les boissons rafraîchissantes, tempérantes, le régime doux, végétal, lacté, les bains domestiques simples ou gélatineux, les fruits. Les saignées ne sont pas absolument nuisibles; mais il faut en user avec modération et plutôt par les sangsues que par la lancette.

C'esten partie pour les personnes qui sont sous l'influence de ce tempérament que j'ai composé la marmelade fondante végétale *dite de santé* ainsi que les pilules fondantes dont les effets sur les intestins et sur les autres viscères du bas ventre sont si remarquables, principalement les pilules; la constipation la plus rebelle cède sans efforts à l'usage de ces médicamens composés uniquement d'extraits de fleurs, de fruits et de plantes dépuratives; il n'existe point de purgatifs d'un effet aussi doux et d'un usage plus facile et plus agréable; les doses peuvent se graduer à volonté de manière à obtenir depuis une simple garderobe jusqu'à l'effet purgatif le plus complet; ils conviennent aux enfans, aux femmes, aux vieillards, aux personnes sédentaires, et surtout à celles qui se livrent aux travaux de cabinet; ils débarrassent, sans causer la moindre irritation, l'estomac et les intestins des saburres et des humeurs âcres et viciées qui causent tant de désordres dans les voies digestives ; les pilules fondantes sont préférables pour les personnes qui sont douées d'une grande susceptibilité intestinale et aussi pour celles qui sont obligées de voyager, les médicamens sous forme pilulaire pouvant être transportés sans embarras. Ces deux médicamens que j'emploie aussi dans le traitement de la gastrite, loin de fatiguer l'estomac, le fortifient et rendent son action plus facile; les personnes qui sont habituellement constipées par suite de sécheresse des intestins feront bien de prendre régulièrement une fois au moins par jour un potage fait avec la Nutritine(voyez page 38).

NERVEUX.

- **AU PHYSIQUE.** Peau sèche et douce. — Blanche. — Quelquefois un peu jaune. — Coloration habituelle peu marquée. — Embonpoint médiocre. — Cheveux le plus souvent de couleur claire, bruns ou noirs par exception. — Poitrine assez développée. — Muscles grêles, très dessinés chez les hommes, mais peu apparens chez les femmes. — Mouvemens du cœur vifs ou lents, souvent irréguliers, tumultueux sous l'influence d'une impression morale.
- **AU MORAL.** Difficile à caractériser à cause de son extrême mobilité, offrant tour à tour, et sous des impression diverses, les signes des autres tempéramens avec lesquels d'ailleurs il se combine très ordinairement. — Exaltation de l'ame et des sens. — Sensibilité morale. — Sensibilité physique (1). — Aimant avec plus d'ardeur que de constance.

(1) Il y a une très grande différence entre la sensibilité *morale* et la

C'est le plus heureux et le plus malheureux des tempéramens; c'est celui qui possède au plus haut degré cette chaleur qui anime mais qui brûle, ce fluide vital qui vivifie mais qui tue; sans contrepoids et porté à l'excès ce tempérament fera le malheur de celui qui en est pourvu autant que le malheur de ceux qui seront dans le cas d'en ressentir les conséquences ; à un degré modéré ou adouci par la combinaison d'un autre tempérament, la plupart de ces inconvéniens disparaîtront pour faire place à une vie heureuse dont une sensibilité tempérée fera le charme inexprimable.

Les affections nerveuses de tout genre et en particulier l'hystérie sont l'apanage de ce genre de tempérament ; l'éducation bien dirigée et fortifiée par l'exercice du corps, l'expérience de la vie, l'appréciation vraie des hommes et des choses en seront le meilleur correctif.

Lorsque je suis appelé à diriger un traitement pour une affection qui reconnait pour cause principale une perturbation du système nerveux, je m'ap-

---

sensibilité *physique* ; c'est pourquoi je les désigne séparément ; la première est cette disposition intellectuelle qui porte à être vivement impressionné, soit par la pensée, soit par la vue, soit par l'audition des choses avec lesquelles nos sens sont mis en relation ; la seconde est cette disposition organique qui fait que la partie physique et matérielle du corps est accessible aux sensations de la douleur ou du plaisir ; l'une de ces sensibilités peut exister chez un individu à l'exclusion presque complète de l'autre ; on voit tous les jours des gens qui se trouveraient mal pour une égratignure faite à leur personne, et qui se montrent impassibles aux choses qui s'adressent seulement au cœur ou à l'ame.

plique particulièrement à diminuer cette trop grande excitabilité; le sirop sédatif qui porte mon nom produit dans ces sortes de cas les plus heureux effets. Une dame créole, qui m'a consulté pour la première fois il y a cinq ans et qui fait presque tous les ans un voyage en France, ne manque jamais de s'approvisionner de ce qu'elle appelle *le bienheureux sirop* et de quelques boîtes de pilules fondantes; armée de ces deux seuls médicamens elle brave depuis cinq ans l'affection hystérique à laquelle elle était en proie depuis longtemps; elle m'assurait encore dernièrement que même pour toutes les incommodités qu'elle pouvait ressentir passagèrement elle ne faisait *aucune autre médecine* et qu'elle était bien résolue à n'en point faire d'autre (1).

(1) Je me fais un plaisir de donner aux malades, et particulièrement aux médecins, qui m'en font la demande, tous les renseignemens et toutes les explications qu'ils peuvent désirer sur l'emploi des divers médicamens dont il est question dans cet ouvrage.

OBSERVATIONS SUR LES CONDITIONS DU TRAITEMENT.

Bien des personnes se trouvent retenues dans le désir qu'elles auraient de se remettre entre les mains d'un médecin connu par des travaux spéciaux sur une des parties de la science médicale ; les unes, par la crainte de rencontrer des exigences qui dépasseraient leurs moyens ; les autres, par cette sorte de réserve qui fait que souvent on hésite à aborder une question d'argent avec un médecin. La franchise dont j'ai fait preuve dans tout le cours de cet ouvrage témoigne assez du désir que j'ai que chacun soit à l'aise avec moi pour que je ne craigne pas d'entrer en explication à cet égard ; cette question d'ailleurs que certains, je ne sais pourquoi, affectent de regarder comme très délicate, me paraît à moi toute simple et toute naturelle, et si j'avais besoin de m'appuyer sur des exemples dont on ne récusera pas l'application, je dirais que feu Dupuytren de savante mémoire ne se faisait aucun scrupule, lorsqu'on lui demandait une opération, d'envoyer à l'avance un de ses aides habituels pour traiter de ses honoraires, et en cela il agissait autant dans l'intérêt du malade que dans le sien propre.

Comme je me trouve souvent dans le cas de recevoir des lettres sur ce sujet, lettres auxquelles je dois répondre, ce qui fait perdre du temps au malade aussi bien qu'à moi, j'ai pensé que la lettre qu'on va lire et qui a été adressée à cette occasion même, il y a déjà quelque temps, à un de mes meilleurs amis, que depuis j'ai eu la douleur de perdre, pourrait servir de renseignemens complets aux personnes qui, soit à Paris, soit en province, pourraient désirer de se mettre en rapport avec moi.

A M. DE COMBEJEAN, *docteur en médecine, chevalier de l'ordre royal de la Légion-d'Honneur, chirurgien en chef de l'hôpital militaire de Sedan, etc.*

Paris, le 1842.

« MON CHER AMI,

» Tu me demandes si je suis content du résultat de mes travaux, et tu m'annonces que plusieurs malades avec lesquels tu es en relation désirant se confier à mes soins, tu serais bien aise de savoir, pour le leur dire au besoin, quelles sont les conditions que je fixe habituellement, soit pour mes consultations, soit pour la direction d'un traitement de quelque durée.

» Sur le premier point, je te répondrai, et tu le sais aussi bien que moi, quoique tu pratiques peu la médecine en dehors de tes attributions militaires, que la satisfaction d'un médecin se compose de deux parties bien distinctes, qui malheureusement ne marchent pas toujours du même pas; l'une est la satisfaction morale et l'autre la satisfaction pécuniaire; la première résulte des succès obtenus, c'est une satisfaction tout intellectuelle qui nous est bien souvent contestée; la seconde résulte du prix que l'on met à nos travaux; c'est une satisfaction toute matérielle sans doute, mais qui a bien son importance et son utilité par le temps qui court.

» Sous ce double rapport, mon brave camarade, je n'ai point à me plaindre; quelques succès pratiques sont venus flatter mon cœur plus encore que ma vanité, et mon peu d'ambition personnelle me fait trouver, dans la rémunération modeste de mes travaux, une juste compensation aux veilles et aux fatigues que me procure la vie que je me suis imposée.

» Sur le second point de ta lettre, celui de la fixation de » mes honoraires, permets-moi de t'expliquer franchement » ma pensée ; tu reconnaîtras les idées que nous avons plus » d'une fois débattues ensemble dans nos amicales cause- » ries.

» Depuis que les médecins se sont laissé, au moins pour » la forme, ravaler en quelque sorte au rang de ceux que l'on » paie *à tant la course*, on demande à celui à qui on doit la » vie : *combien vous dois-je de visites?* et on les compte sur » ses doigts. Tout mesquin qu'il soit, cet usage a tellement » prévalu, qu'il serait difficile aujourd'hui de ne pas s'y sou- » mettre dans la plupart des cas. Mais ce qui peut à la rigueur » être toléré pour une maladie passagère dont on ne saurait » comment évaluer l'importance dans ce siècle où tout se » compte, et avec un médecin avec lequel d'ailleurs on a » toute l'année des rapports habituels, ne peut ni ne doit ser- » vir de règle pour une maladie spéciale dont l'étude est dif- » ficile, le diagnostic embarrassant, et dont la guérison dé- » pend uniquement du talent de celui que l'on consulte par » exception, de celui qui d'une seule appréciation peut voir » le siège du mal, en indiquer les conséquences et préciser » les moyens thérapeutiques qu'il convient de lui opposer.

» Nos chirurgiens en vogue ont bien senti cette nécessité; » aussi leurs honoraires ne se règlent pas sur le temps maté- » riel qu'ils ont pu mettre à faire une opération, mais sur son » importance, sur ses difficultés, et il faut bien le dire aussi, » sur la position sociale de l'opéré. Eh bien! le traitement » d'une maladie chronique est une opération, sinon de la » main, au moins de la science et de l'esprit.

» Rien n'est commun comme d'entendre dire dans le monde: » je donnerais bien dix mille francs à celui qui me débarras- » serait de telle maladie, de telle ou telle infirmité, ou bien » qui me rendrait le bon estomac que j'avais dans ma jeunesse » et dont je sens que j'ai trop abusé; on dit cela, mais on hé- » site longtemps avant de se décider à faire une dépense in- » finiment moindre pour arriver au résultat desiré.

» On m'accordera bien, je pense, qu'il y a de l'analogie, je

» pourrais dire similitude parfaite, entre l'avocat qui donne » son conseil pour la direction d'une affaire, et le médecin qui » est appelé à donner son avis sur une maladie ainsi que sur » le traitement qu'il convient de lui appliquer, et s'il y avait » quelque différence à établir, il semblerait juste qu'elle fût » en faveur du médecin, puisqu'il s'agit de la vie ; cependant » c'est le contraire qui a lieu le plus ordinairement, et l'inéga- » lité dans la manière de rémunérer l'un et l'autre est vérita- « blement choquante parfois ; est-il donc vrai que la santé soit » moins précieuse que la fortune pour beaucoup d'indivi- » dus ?.....

» Je te demande pardon, mon vieux camarade, pour cette » digression, mais elle était peut-être nécessaire pour bien » expliquer ma manière de voir en fait d'honoraires et justi- » fier l'espèce d'innovation ou plutôt de rénovation que j'éta- » blis pour ce qui me concerne.

» Je vais donc maintenant, et le plus succinctement qu'il » me sera possible, poser ici l'évaluation approximative de » mes honoraires.[1]

» Une consultation se paie à Paris le plus communément » vingt francs ; c'est aussi à ce taux que j'ai toujours fixé les » miennes, soit que je sois appelé seul auprès du malade, soit » que je sois appelé conjointement avec un autre médecin ; » je ne me place, tu le vois, ni plus haut ni plus bas que tout » médecin consultant un peu bien posé à Paris, et quoique je » puisse avoir quelques droits à me considérer comme un » homme tout spécial dans certains cas, je ne serai pas, je » pense, taxé de chercher à profiter de ma position.

» Si la maladie pour laquelle je suis consulté est de nature » à exiger un traitement de quelque durée, et que je sois in- » vité à le diriger, je t'ai déjà suffisamment montré ma répu- » gnance à être payé à *tant la visite* pour qu'il soit nécessaire » d'insister sur ce point ; d'ailleurs il faut, pour les affections » chroniques, qu'un médecin soit absolument le maître de ré- » gler le nombre de ses visites sur les difficultés qui se présen- » tent et qu'il ne soit pas retenu par la crainte de paraître les » trop multiplier ; mais comme d'un côté le malade peut désirer

» connaître la mesure des sacrifices qu'il serait dans le cas de » faire, et que, de l'autre, il est impossible de prévoir au juste » la durée d'un traitement, je suis dans l'usage de convenir » d'un prix qui est fixé entre le malade et moi, soit par mois, » soit pour tout le traitement, et tu peux croire que j'y mets » tout le désintéressement possible ; lorsqu'un traitement dé- » passe mes prévisions par sa durée, j'ai l'habitude de mettre » gratuitement mes conseils à la disposition du malade jusqu'à » terminaison définitive.

» Quel que soit le prix convenu, il est réduit à moitié pour » les personnes qui préfèrent venir recevoir mes conseils à » mon cabinet.

» Les consultations pour la province, se faisant par écrit, » demandent à être détaillées avec soin ; elles exigent un tra- » vail particulier, des recherches, des méditations qui rendent » difficile la fixation de leur valeur par avance ; c'est ordinai- » rement de vingt-cinq à cinquante francs.

» Si le malade désire entretenir avec moi une correspon- » dance suivie, en d'autres termes, s'il désire que je dirige son » traitement par mes lettres, ainsi que je le ferais à Paris par » mes visites, il aura soin de m'en avertir; cela rentre alors » dans l'arrangement indiqué plus haut ; cependant, comme » il est impossible qu'un malade éloigné, quel que soit le » nombre de lettres échangées, puisse donner autant d'oc- » cupation que celui qu'on a près de soi, et que d'ailleurs le » malade correspondant a des frais à supporter que n'a pas » celui de Paris, il m'a paru juste, par ces motifs, d'établir » une distinction, et je la fais toujours à l'avantage du malade, » en lui conservant également les mêmes avantages de l'of- » fre des conseils gratuits, s'il y a lieu, après une certaine » durée du traitement.

» Toute conférence à mon cabinet, qui n'est pas suivie d'a- » vis écrit ou de consultation, est entièrement gratuite.

» Telles sont, mon cher camarade, les règles ordinaires qui » fixent mes rapports avec les malades qui m'appellent ou » me consultent ; il n'y a pas là la part du pauvre, parce que » je me réserve de la faire moi-même, et que dans cette

» lettre, qui est déjà bien longue, je ne puis indiquer toutes » les nuances que je sais apporter dans mes prétentions selon » les personnes et selon les circonstances.

» Des voyages.

» Je me suis plusieurs fois trouvé dans le cas d'aller donner » mes conseils à des malades qui ne pouvaient se rendre au- » près de moi et dont la situation était assez grave pour ré- » clamer une prompte détermination. Si mes occupations ne » m'ont pas toujours permis de répondre à ces sortes d'ap- » pels, j'ai du moins fait ce que j'ai pu pour satisfaire, autant » qu'il était en mon pouvoir, ceux qui plaçaient en moi leur » espoir. Mes honoraires, en ce cas, se règlent selon la du- » rée du voyage, la facilité des communications, etc., etc. » Pour un voyage à une distance un peu éloignée mon prix en » général est de cinquante francs par myriamètre, y compris » mes frais de poste, frais personnels pendant le voyage, de » séjour, etc. Plusieurs malades d'une même localité peu- » vent se réunir, cela m'est déjà arrivé ; le prix ne serait pas » augmenté.

» Si, par suite des explications que je te consigne ici, quel- » ques malades te témoignaient le désir de se confier à mes » soins, dis-leur bien que la première condition que j'exige » est une docilité parfaite et une régulière observation de tou- » tes mes prescriptions, le succès est à ce prix : je ne fais point » de miracles, et si le malade ne me seconde point par sa do- » cilité et par la scrupuleuse exactitude de son traitement je » ne puis lui promettre guérison.

» Du reste, mes conseils n'excluent nullement la participa- » tion du médecin ordinaire du malade ; je suis au contraire » enchanté lorsque les choses s'arrangent de manière que le » traitement puisse se trouver suivi et dirigé par un confrère.

» Beaucoup de malades aussi négligent de me tenir au cou- » rant de l'effet du traitement indiqué par mes consultations, » et par là se privent de mes conseils ou des modifications que » certaines circonstances, que je ne puis prévoir à l'avance, » pourraient me mettre dans le cas de leur indiquer ; les ma-

» ladies chroniques offrent tant de difficultés dans leur étude » et dans leur mode de traitement, que l'on ne saurait trop » fournir de lumières au médecin, surtout lorsqu'il est éloigné » du malade; souvent l'effet seul d'un remède éclaire sur la » véritable nature de la maladie; je ne saurais donc trop en- » gager les personnes qui me consultent à tenir une corres- » pondance régulière avec moi et à ne pas attendre que la sé- » rie de mes prescriptions soit épuisée pour m'instruire de » leur effet; c'est par le même motif que je prie ceux des » malades qui font usage des médicamens spéciaux envoyés » de Paris, d'adresser à moi-même toutes les demandes ou » observations qui concernent la pharmacie, parce que mon » intervention à cet égard ne peut que leur être infiniment » utile.

» En attendant, mon bon camarade, que tu viennes jouir au » milieu de nous du repos que tu as bien gagné par tes nom- » breux travaux, reçois les vœux et l'expression de la cons- » tante amitié de ton frère d'armes et ami. B. »

INSTRUCTIONS USUELLES NÉCESSAIRES AUX MALADES QUI SONT DANS LE CAS DE SUIVRE UN TRAITEMENT DE QUELQUE DURÉE.

Les malades qui se trouvent dans le cas de suivre un traitement indiqué dans une consultation sont très souvent embarrassés pour l'exécution de ce qui leur est prescrit; le médecin lui-même, malgré son désir d'être parfaitement compris par son malade, ne peut entrer avec détail dans une foule de recommandations qui se pressent sous sa plume et dont pourtant il sent l'utilité; il ordonne, c'est à l'intelligence des malades à suppléer à ce qui n'a été que sommairement indiqué. Pour mon compte particulier, je dois dire que dans la série des prescriptions qui composent les divers traitemens que je suis dans le cas d'indiquer aux malades qui suivent mes conseils, j'ai très souvent le regret de voir plusieurs choses importantes mal exécutées ou exécutées tout différemment que je ne l'entends; c'est ce qui m'a fait sentir la nécessité, pour éviter dans mes consultations des détails fastidieux qui tiennent la place de choses plus essentielles, de tracer une instruction spéciale sur chacune des choses qui sont le plus souvent prescrites dans une consultation; de cette manière les malades ne pourront s'égarer, et les personnes qui leur donnent des soins auront un guide qui leur facilitera l'intelligence de mes prescriptions. J'y tiens d'autant plus que dans mes traitemens tout s'enchaîne par ordre logique, et que l'omission ou l'exécution vicieuse d'une seule prescription qui, en apparence, pourrait paraître de peu d'importance, en a une très grande à mes yeux et qu'elle peut avoir plus d'influence qu'on ne pourrait croire sur l'ensemble du traitement lui-même; ces instructions seront également utiles pour la bonne exécution des consultations des médecins qui, comme moi, sont consultés par des malades éloignés d'eux.

BAINS.

Le bain est général ou local; général, lorsque le corps entier plonge dans l'eau; local, lorsqu'une seule partie est baignée. Les bains médicinaux exigent certaines précautions que n'exigent pas les bains simples, dits de propreté; ceux que je suis dans l'usage de prescrire contiennent d'ordinaire diverses substances qu'il faut avoir soin de faire dissoudre dans quelques litres d'eau bouillante une heure environ avant le moment de prendre le bain; alors, en ajoutant la dissolution ainsi faite à l'eau du bain, on est bien sûr d'avoir un mélange parfait.

La température des bains est toujours prescrite dans la consultation; mais lorsque l'état de l'atmosphère ou la sensibilité du malade oblige à élever cette température au-delà de 28 à 29 degrés centigrades, il est toujours nécessaire de rafraîchir la tête du malade au moyen d'une grosse éponge imbibée d'eau fraîche que l'on promène sur la tête; les cheveux longs d'une femme, pour ne pas être mouillés par cette opération, devront être enfermés dans un serre-tête fait de bodruche ou de toute autre substance imperméable.

La durée d'un bain doit naturellement être proportionnée aux forces du malade ; mais on ne doit pas oublier que la peau étant un réseau inextricable, une sorte de feutrage par enlacement des tissus qui la composent, l'eau ne peut pénétrer par ses nombreuses mailles que par imbibition insensible ; ajoutons que la peau étant particulièrement défendue par une substance huileuse qui en couvre la surface et emplit ses interstices, il se passe un temps assez considérable avant que l'eau puisse la pénétrer ; ce n'est donc qu'à compter d'une heure environ de durée que le bain peut produire un effet réel ; dans certains cas même il est nécessaire de le prolonger pendant plusieurs heures ; cependant, comme beaucoup de malades ne pourraient supporter les bains de plus d'une heure de durée, je fixe ce temps comme le plus ordinaire sans empêcher de le prolonger quelque peu au-delà.

On peut certainement prendre le bain à toute heure de la journée qui paraîtra la plus convenable, pourvu que ce soit hors du temps de la digestion ; mais les momens les plus favorables sont toujours le matin avant d'avoir mangé ou le soir avant de se mettre au lit, et comme il est toujours bon de se coucher après le bain pendant quelques heures, je préfère en général que le bain soit pris le soir, parce que le malade a toute la nuit pour se reposer et laisser s'opérer la douce transpiration qui, presque toujours, succède au bain et augmente son effet.

Pendant la saison rigoureuse, ou dans les temps humides ou froids, le bain médicinal doit être administré avec toutes les précautions nécessaires pour que le malade ne puisse souffrir de l'action du froid; à cet effet on le donnera, autant que posssible, près de son lit, ou dans une pièce qui sera tout auprès et facile à bien chauffer. La chaleur d'un calorifère dans ce cas est préférable à celle que procure une cheminée parce qu'elle se répand plus généralement dans l'espace et donne une température aussi égale que facile à régler.

Le malade doit être soigneusement essuyé à la sortie du bain avec des linges secs et chauds; il sera de plus enveloppé d'une légère couverture de laine depuis les épaules jusqu'aux pieds; son lit sera bassiné en hiver comme en été, et il y restera ainsi enveloppé et bien couvert pendant une heure; après quoi on le développera peu à peu pour l'essuyer, s'il a de la transpiration, puis on retirera la couverture; le malade passera ses vêtemens de nuit et restera tranquille et suffisamment couvert selon la saison. Si le malade éprouve alors un peu de faiblesse on peut lui donner une tasse de lait ou de bouillon.

BAINS DE PIEDS (*pédiluves*).

Le bain de pieds est un moyen d'attirer le sang vers les extrémités inférieures par l'effet de l'action stimulante du calorique; il est simple lorsque l'eau ne contient aucune substance, il agit alors par la seule température de l'eau; il est composé lorsque l'eau contient une substance étrangère; cette substance est presque toujours excitante comme le sel, le vinaigre, l'ammoniac, la farine de moutarde, etc.; c'est particulièrement cette dernière que j'emploie pour les pédiluves composés; c'est ce que je nomme *bain de pieds sinapisé;* la dose ordinaire de farine de moutarde, qu'il faut toujours choisir bonne et fraîchement préparée, est de 200 grammes. Un bain de pieds doit être administré ainsi qu'il suit :

Mettez les pieds dans l'eau jusqu'à la hauteur des malléoles seulement (les chevilles); l'eau sera tout au plus à 15 degrés d'abord; puis après quelques minutes élevez un peu la température du bain au moyen d'une addition d'eau bien chaude que vous verserez avec précaution; puis après quelques minutes vous l'élèverez encore un peu, ce qui augmentera en même temps aussi la quantité de l'eau; puis successivement élevant toujours de quelques degrés la température du bain, vous la porterez au plus haut point que le malade puisse supporter sans en être incommodé. Un bain donné de cette façon doit durer de quinze à vingt-cinq minutes, après lesquelles on doit laisser le malade bien tranquillement pendant une heure au moins, les pieds et le bas des jambes enveloppés dans une étoffe de laine bien épaisse.

Lorsque je juge convenable d'ordonner une application de sangsues, n'importe en quel lieu, je recommande toujours de faire prendre au malade un bain de pieds sinapisé immédiatement après la saignée opérée; cette observation peut servir de règle dans le cas où j'oublierais de la mentionner particulièrement.

CATAPLASMES.

Tout le monde sait faire un cataplasme ; il y a pourtant certaines règles qu'il est bon de connaître soit pour leur composition, soit pour leur application. Les cataplasmes les plus ordinairement employés sont les cataplasmes émolliens ; ils se font avec de la mie de pain cuite dans de l'eau de guimauve, quelquefois dans du lait ou dans de l'eau et du lait, et réduite en pâte plus ou moins consistante; ils se font aussi, et même plus communément, avec de la farine de graine de lin délayée en forme de bouillie dans de la décoction de racine de guimauve, même avec de l'eau simple à défaut de décoction de guimauve.

Les cataplasmes sont généralement appliqués chauds, à une température un peu élevée sans être brûlante ; ils ne doivent être ni trop liquides ni trop épais, d'une consistance assez semblable à une pâte molle également étendue de l'épaisseur d'un demi centimètre environ; on les applique quelquefois à nu, c'est-à-dire la pâte simplement étendue sur un morceau de toile ou de coton, et bordée dans sa circonférence par un léger renversement de la toile ; on les applique quelquefois aussi entre deux linges dont l'un, celui qui doit toucher à la partie malade, doit être assez fin pour que l'humidité du cataplasme puisse aisément le pénétrer ; le cataplasme est bon tant qu'il est humide et chaud; passé ce temps il doit, s'il y a lieu, être remplacé par un autre.

Je recommande souvent l'application de larges cataplasmes entre deux linges pour calmer les vives douleurs du ventre ou de l'estomac; ils sont alors faits avec la farine de graine de lin.

Le cataplasme est un moyen très commode que je fais toujours employer pour favoriser l'écoulement du sang après la chute des sangsues, appliquées, soit à l'épigastre, soit à l'ombilic; on l'applique alors *à nu* et immédiatement sur les piqûres; lorsque le premier cataplasme est couvert de sang on le remplace par un autre et ainsi de suite pendant la durée de l'écoulement sanguin. Lorsque le sang a coulé pendant le temps prescrit, on arrête son effusion par les moyens qui seront indiqués à l'article sangsues, puis on réapplique un nouveau cataplasme, mais cette fois entre deux linges; cette application, ainsi faite, calme l'irritation produite par la piqûre des sangsues.

FRICTIONS.

Les frictions sont employées avec un grand avantage en médecine dans le but de ranimer la circulation capillaire, de favoriser la transpiration cutanée ou de rétablir l'équilibre entre les fonctions des viscères par une plus grande liberté dans le parcours des fluides et dans leurs mouvemens du dedans au dehors; j'en fais un fréquent usage.

Celles que j'emploie communément sont de trois sortes :

1° Frictions sèches;

2° Frictions humides;

3° Frictions savonneuses.

Ces frictions peuvent être *locales* ou *générales*, c'est-à-dire bornées à quelques parties du corps ou faites sur toute sa surface aussi bien antérieurement que postérieurement et sur les côtés.

FRICTIONS SÈCHES.

Ces frictions se font à l'aide d'un morceau de flanelle ou d'un gant de même étoffe, ou mieux encore à l'aide d'une brosse à longues soies, douce et très garnie

La friction sèche doit être faite avec douceur, et non rudement; il faut pour cette opération plus de patience que de force; on la fait en opérant de haut en bas en commençant par la partie supérieure du corps ou de la partie qui doit être frictionnée, et dans un seul sens, c'est-à-dire qu'au lieu de frotter de haut en bas et de bas en haut, on n'agira que dans le sens de la longueur du corps et des membres, exactement comme si l'on brossait du drap dans le sens de son poil pour le lisser; à mesure qu'une partie du corps est frictionnée, il faut la couvrir soigneusement.

Le temps que doit durer une friction ne peut être déterminé à l'avance; cela dépend de la force de celui qui frictionne, de la patience du malade, et surtout de la disposition de force ou de santé.

FRICTIONS HUMIDES.

Les frictions humides sont généralement faites avec une substance que l'on a l'intention de faire absorber à la peau; ce sont des *huiles*, des *baumes* ou des *substances alcooliques*.

Je prescris fort souvent des frictions faites avec ces diverses substances, alors elles sont toujours précédées de frictions sèches, parce que ces premières frictions procurent à la peau une sorte d'éréthisme qui la dispose à l'absorption plus facile du médicament.

Les frictions humides peuvent se faire en tout sens; elles sont continuées avec douceur jusqu'à ce que la dose prescrite du médicament soit entièrement absorbée; dès qu'une partie est frictionnée on la recouvre soigneusement comme pour les frictions sèches.

FRICTIONS SAVONNEUSES.

Ces frictions se font dans le bain et un peu avant que le malade sorte de l'eau; c'est une opération bien facile à exécuter : voici comment on y procède.

Le malade étant encore dans son bain, on frictionnera l'un après l'autre chacun des bras qui seront tenus à cet effet hors de l'eau, ainsi que le col et le haut de la poitrine; puis le malade se tenant debout dans la baignoire, le reste du corps sera successivement frictionné jusqu'aux parties qui plongent encore dans l'eau; ce sont au reste les parties supérieures qui sont essentielles à frictionner, bras, col, poitrine, dos, ventre, ainsi que les reins.

On emploie pour faire les frictions savonneuses du savon ordinaire de bonne qualité, dit savon de Marseille. La meilleure manière est de les faire avec la main, soit nue, soit garnie d'un gant de flanelle que l'on imbibe largement d'eau et de savon; il ne faut pas ménager le savon; le malade, s'il en a la force, peut certainement se frictionner lui-même toutes les parties accessibles à ses mains; mais pour les parties postérieures du corps il se passerait difficilement d'un aide intelligent.

Je dirai encore pour ces sortes de frictions qu'elles ne doivent pas être exercées avec force, mais avec douceur et avec patience; leur durée moyenne doit être de quinze à vingt minutes pour le tout.

Aussitôt que le malade sera frictionné, si l'eau de son bain est encore chaude, il s'y replongera autant pour se réchauffer que pour se débarrasser de la mousse savonneuse; il y restera quelques instans; après quoi il sera bien essuyé, puis enveloppé et couché comme il a été dit à l'article bains.

Cette opération sera répétée chaque fois que le malade prendra un bain composé.

LAVEMENS.

Les lavemens sont des injections que l'on fait avec divers liquides dans le but, soit de rafraîchir les intestins, soit d'en calmer l'inflammation ou l'irritation, ou simplement de provoquer les évacuations naturelles; ils sont très employés en médecine.

Quelques personnes sont dans l'usage de prendre des lavemens d'eau simple dans le but de *laver les intestins*; cette habitude est mauvaise; il faut toujours que les liquides introduits dans l'intérieur du corps soient en harmonie avec la nature des organes, soit par leur composition soit par leur température; les lavemens seront donc en général donnés à une température douce, et composés d'une décoction émolliente quelconque.

Les lavemens émolliens sont le plus ordinairement faits avec une légère décoction de graine de lin ou de racine de guimauve.

Les lavemens rafraîchissans se composent avec la décoction de son ou d'orge, de feuilles de poirée ou de laitue, une seule de ces substances ou plusieurs ensemble si l'on veut; lorsque le lavement est donné dans le but de calmer des douleurs intestinales, on ajoute aux substances émollientes ou rafraîchissantes la moitié d'une tête de pavot pour un lavement.

Les lavemens laxatifs, excitans ou purgatifs, sont employés dans le but de provoquer les évacuations; il ne faut jamais les donner lorsqu'il y a de la douleur et par conséquent de l'irritation aux intestins, à moins que ce ne soit le médecin qui l'ait ordonné.

LAVEMENT LAXATIF SIMPLE.

Ajoutez à la décoction de son sur la quantité suffisante pour un lavement ordinaire:

Bonne huile d'olives. . . . . 60 à 75 gramm.

Battez bien le mélange.

AUTRE PLUS ACTIF.

Remplacez l'huile d'olives par la même quantité d'huile de ricin; le lavement devient alors purgatif.

Les lavemens huileux ont l'inconvénient de nuire à la propreté des instrumens employés à leur usage; en voici d'une autre composition pour le même objet:

LAXATIF SIMPLE.

A l'eau de son ou de feuilles de poirée, ajoutez :

Savon blanc. . . . . 15 gramm.

Faites dissoudre.

AUTRE PLUS ACTIF.

Prenez : Follicules de séné. . . . . 8 gramm.
Pulpe de casse, ou bien manne grasse 60 gramm.

Faites une légère ébullition de ces deux substances dans la quantité suffisante d'eau de graine de lin, ou de son, ou de feuilles de poirée. (Passez avant de prendre.)

Le moment le plus convenable pour prendre un lavement est le matin avant le premier repas; à ce moment la digestion de la veille se trouve faite, le ventre est déjà en disposition de se soulager, et il suffit souvent d'un lavement simple pour obtenir un résultat et faciliter une meilleure digestion pour toute la journée.

Il arrive quelquefois que la constipation est si forte que le malade est plusieurs jours sans pouvoir obtenir la moindre évacuation; il se forme alors un paquet de matières stercorales qui, comme un véritable bouchon, ferme hermétiquement l'orifice du rectum ; lorsque cela arrive il faut, avant de prendre à l'intérieur des médicamens propres à provoquer les évacuations, faire opérer l'expulsion de ces matières dures, sans quoi on s'exposerait à des accidens.

Le canal intestinal doit être préalablement désobstrué des anciennes matières pour que les médicamens puissent agir avec facilité; on parvient toujours à opérer la sortie de ces matières en réitérant avec patience l'emploi des lavemens de diverses sortes.

SANGSUES.

Il n'est pas de chose dont on ait plus abusé en médecine que de l'application des sangsues; c'est au point que dans ces derniers temps quelques médecins, surtout parmi les jeunes praticiens, n'osaient plus en parler, tant la répugnance des malades était devenue grande pour ce moyen. Sans doute on a eu tort d'exagérer l'emploi des saignées locales; mais on aurait tort aussi de se refuser à reconnaître que, dans une infinité de cas, les applications de sangsues faites avec prudence et modération ne soient susceptibles de rendre de très grands services.

Dans les maladies des intestins surtout il est souvent nécessaire de faire quelques applications de sangsues soit à l'anus, soit sur diverses parties de l'abdomen.

Lorsque l'on applique des sangsues à l'anus, il faut avoir soin qu'elles soient bien réellement appliquées à l'anus, c'est-à-dire à l'anneau ou bourrelet qui forme le sphincter, et non, comme cela arrive souvent, à une distance éloignée de ce lieu d'élection; si on laisse aller les sangsues comme elles veulent, elles piquent çà et là aux parties environnantes et l'effet ne peut être celui que l'on désire obtenir.

Il faut avoir égard pour la quantité de sang perdu

par l'effet de l'application des sangsues à celui qu'elles ont sucé avant de se détacher; chaque sangsue, terme moyen, prend au moins quinze à vingt grammes de sang; il en est qui en tirent jusqu'à quarante grammes; cela mérite d'être compté dans l'appréciation de la saignée qui est au reste toujours assez difficile à faire d'une manière exacte.

Quel que soit le lieu où les sangsues aient été appliquées, il est toujours bon de faire prendre un bain de pieds au malade aussitôt que le sang a cessé de couler; cette précaution empêche le sang de suivre l'impulsion que lui imprime la succion opérée par les sangsues. Ce bain de pieds doit être donné à une température un peu élevée et dans de l'eau légèrement *sinapisée*, c'est-à-dire qu'on ajoutera à l'eau du bain 200 grammes environ de bonne farine de moutarde. (Voyez Bains de pieds.)

Il faut que la personne qui pose des sangsues ne craigne pas de les toucher; on dirige mieux ces petits animaux, d'ailleurs fort indociles, en les tenant avec la main qu'en les enveloppant dans un linge comme je le vois faire très souvent.

Beaucoup de personnes sont embarrassées pour savoir de quel côté se trouve la tête de la sangsue et par conséquent ses suçoirs; il en est qui s'imaginent qu'elles prennent par les deux bouts; les sangsues s'attachent en effet par les deux extrémités, mais la tête seule est garnie de dards, la queue est seulement munie d'une capsule membraneuse à l'aide de laquelle elles font le vide et se fixent fortement sur la portion qu'elles veulent étreindre; j'ai vu une garde-malade qui s'obstinait à faire prendre une sangsue par la queue;

cette bonne femme ne fut tout à fait tirée de son erreur que par la piqûre que lui fit la sangsue qu'elle tenait ainsi dans une position tout-à-fait opposée à ce qu'elle en voulait obtenir.

Il est de fait qu'au premier coup d'œil une sangsue présente deux extrémités assez semblables; mais sans entrer ici dans des détails d'histoire naturelle inutiles à mon objet je vais indiquer le moyen de ne point s'y tromper.

La sangsue comme tous les animaux porte la tête en avant la première; or, saisissez doucement la sangsue par le milieu du corps et si vous doutez de quel côté est la tête vous la verrez bientôt se balancer dans l'espace, cherchant à explorer le lieu où elle se trouve; en même temps vous sentirez sous vos doigts les efforts que fera l'animal en déployant et resserrant alternativement ses anneaux, dans le but d'échapper à votre étreinte; dans cette petite manœuvre la queue ne sert que de point d'appui.

Lorsque les sangsues sont gorgées de sang elles tombent habituellement d'elles-mêmes et le sang continue à couler par les trois ouvertures triangulaires que chacune d'elles a faites à la partie qu'elles ont sucée; c'est alors que l'on doit achever d'opérer la saignée prescrite par des moyens appropriés au lieu où la saignée est ordonnée.

Dans les saignées à l'anus ou aux parties génitales, on fait ordinairement placer le malade sur un vase qui contient de l'eau chaude; la vapeur de l'eau excite le sang à couler; il tombe alors dans le vase et on a soin de surveiller son écoulement pour qu'il ne dépasse pas la prescription du médecin.

Pour toute autre partie du corps on peut favoriser l'écoulement du sang à l'aide de cataplasmes faits de farine de graine de lin; c'est ce moyen que je fais habituellement employer; on met alors le cataplasme à nu sur la partie qui a été piquée par les sangsues (voyez Cataplasmes); la chaleur et l'humidité du cataplasme contribuent à entretenir l'écoulement du sang en même temps qu'elles calment l'irritation produite par les piqûres. Lorsque le cataplasme est plein de sang, ce dont il est facile de s'assurer en le soulevant de temps à autre, on le remplace immédiatement par un autre que l'on tient tout prêt et ainsi de suite, deux, trois ou quatre cataplasmes, jusqu'à ce que l'on ait obtenu la quantité de sang prescrite; on ne doit jamais sous aucun prétexte dépasser les prescriptions du médecin.

On arrête l'écoulement du sang en établissant sur les piqûres un point de compression à l'aide d'un morceau d'amadou disposé selon l'étendue de la surface saignante et en posant par dessus une ou deux compresses maintenues par une bande ou par une serviette pliée en bandage de corps.

Il arrive quelquefois que le sang continue à couler malgré les moyens que l'on met en usage pour l'arrêter; j'ai vu ces sortes d'hémorragies persister assez longtemps pour devenir jusqu'à un certain point inquiétantes; si cela arrivait il ne faudrait point s'effrayer hors de mesure; car en définitive le sang fourni par une piqûre ne peut s'échapper avec assez de force pour qu'on ne puisse le maîtriser, et comme il y a rarement plus d'une ou deux piqûres qui présentent ce caractère obstiné d'hémorragie, un doigt posé avec fermeté sur chacune des piqûres s'opposera toujours efficacement à la perte de sang.

Pour les cas ordinaires, l'eau fraîche un peu vinaigrée, du vinaigre pur même, de la cendre de linge brûlé, de la colophane réduite en poudre, ajoutée à l'amadou, sont les moyens à l'aide desquels on peut toujours facilement arrêter une hémorragie produite par les piqûres de sangsues ; on ne doit pas au reste quitter un malade que l'on ne soit bien assuré que l'écoulement du sang est parfaitement arrêté. C'est pourquoi je conseille toujours de faire les applications de sangsues dans le cours de la matinée, car alors on a du temps devant soi ; le soir on a moins de temps, la nuit vient, on est pressé de se coucher, le malade lui-même a besoin de repos, et l'on peut, s'abandonnant trop légèrement à une fausse sécurité, laisser couler une quantité de sang bien plus considérable que ne le comporterait l'état du malade ou les besoins de la maladie.

Le jour d'une application de sangsues, le malade doit se tenir dans un repos complet, même au lit, et manger moins ce jour-là que d'ordinaire ; si l'on marche, si l'on s'agite par des conversations animées, le sang circule trop vivement ; il y a exaltation du système nerveux et la saignée ne produit aucun effet salutaire.

DES PURGATIONS

ET DES

DIVERSES MANIÈRES DE LES OPÉRER.

Pendant bien longtemps on a délaissé, méprisé même l'usage des purgatifs, et la plupart des médecins souriaient ou levaient les épaules lorsque les malades réclamaient d'eux une ordonnance de purgation; qu'est-il arrive de ce système trop exclusif? que les malades, qui ne pouvaient se persuader qu'une chose qui avait été bonne pendant des siècles fût tout à coup devenue mauvaise, se jetèrent dans les bras des empiriques ignorans qui leur prodiguèrent leurs drogues plus ou moins malfaisantes. C'est ainsi qu'on a fait sans le vouloir la fortune du trop fameux remède Le Roy, et donné plus tard une sorte de retentissement à la niaise résurrection de la graine de moutarde. Sans doute, les anciens n'avaient pas des idées bien précises sur les causes et sur la nature de ce qu'on appelait *les humeurs ;* sans doute, c'est une erreur de croire qu'il existe en nous une circulation non interrompue de ces mêmes humeurs, qui menacent incessamment de se mêler avec le sang; il n'est pas vrai qu'il puisse s'en former des collections au milieu de nos organes; mais de ce qu'on a commis quelques erreurs dans l'appréciation de certains phénomènes, que la physiologie moderne a complètement expliquée, il ne s'en suit pas que l'homme n'ait jamais besoin d'être purgé, et qu'en santé comme en maladie il ne doive chercher à se débarrasser, soit de l'exès de la bile, soit des saburres, des glaires, ou des mucosités qui s'opposent à la circulation des fluides vitaux ou au passage des substances alimentaires.

Beaucoup de maladies reconnaissent pour cause une agglomération d'humeurs glaireuses qui tapissent les parois intestinales; les médecins commencent à le reconnaître, et dans ces derniers temps même on a préconisé l'emploi des purgatifs réitérés dans le traitement de la fièvre typhoïde, affection qui a presque autant de fois changé de nom que de traitement depuis qu'on lui a ôté l'épithète si caractéristique de maligne, que lui avaient donnée nos devanciers.

Mais s'il est quelquefois nécessaire de se purger, même par simple précaution de santé, il n'est pas moins nécessaire de savoir faire un choix parmi les moyens qui sont propres à opérer cet effet.

Dans ces derniers temps, on a cherché à flatter le goût des malades en imaginant diverses préparations dont la forme pût faire passer ce que le fond pouvait avoir de désagréable. J'ai beaucoup expérimenté toutes ces méthodes de purgation, depuis l'innocent sulfate de magnésie, jusqu'à l'ardente huile de croton-tiglium, et je n'ai pas trouvé que toutes ces inventions méritassent l'honneur de détrôner les classiques purgations d'autrefois; aussi en suis-je revenu pour moi-même, et pour ceux qui veulent bien recevoir mes conseils, à l'ancien apozème, si connu sous le nom peu séduisant de médecine noire, nom que d'ailleurs il ne mérite en aucune façon ; c'est une médecine de ménage, de bonne femme si l'on veut ; elle se fait au coin du feu, sans autre science que celle que possède la plus simple ménagère ; mais elle purge bien, ne fatigue point les organes, ne cause ni colique, ni crampe d'estomac, et il faut qu'elle soit bien innocente, puisque je la prescris fort souvent dans le début et vers la fin du traitement des gastrites; il est vrai que j'ai sur cela des idées qui diffèrent de celles de ceux qui croiraient faire un très grand mal en se permettant de purger un malade affecté de gastrite ; je purge moi, et même je fais quelquefois vomir, ce qui est bien plus fort.

Comme je n'emploie invariablement qu'une sorte de formule pour chacun de ces deux cas, *vomitif* et *purgatif*, je vais les indiquer, afin que chacun puisse les exécuter au besoin.

Vomitif (*Doses pour un adulte*).

Ipécacuanha, bonne espèce et tout fraîchement pulvérisé. . 4 gr.

Faites bouillir dans : Eau distillée. 120

Laissez ensuite digérer à l'étuve ou au bain de sable pendant au moins huit heures.

Passez et filtrez, puis ajoutez :

Sirop de sucre, ou bien de chicorée. . . . . 30 gr.

Cette potion peut être divisée en deux doses égales;

on donne d'abord la première, et en cas de non effet ou d'effet très médiocre, après une demi-heure d'attente, on donne la seconde dose.

Tout le monde sait qu'il faut donner de l'eau chaude au malade pour faciliter l'effet d'un vomitif; mais tout le monde ne sait pas que l'on peut légèrement sucrer cette eau, ce qui la rend moins nauséabonde, et ne diminue en rien son action.

Un vomitif, et même un purgatif, doivent toujours être administrés à jeun, à peine est il besoin de le dire; on ne doit donner aucun aliment tant que l'effet du vomitif a lieu; du bouillon, tout au plus un potage fort léger, peuvent être donnés quelque temps après que le vomissement a complètement cessé; en général, la veille, et à plus forte raison le jour d'une grande évacuation, on doit être sobre d'alimens.

PURGATIF (*Doses pour un adulte*).

Cette potion purgative est celle que je prescris toutes les fois que j'ai l'intention de nettoyer à fond le canal intestinal, et ainsi que je l'ai déjà dit, elle ne provoque aucune espèce d'irritation; un de mes cliens qui s'est exténué avec le remède Le Roy, et qui, malgré tout ce qu'on a pu lui dire, a conservé la manie de se purger à tout propos, a trouvé dans cet apozème le moyen de satisfaire sa fantaisie, sans augmenter l'irritation de ses entrailles, et c'est une bonne fortune pour lui.

Il faut faire soi-même cette préparation :

Sené mondé. . . . . 8 gramm.
Manne blanche choisie. 60
Sulfate de soude. 8

Mettez un verre d'eau (verre ordinaire de table) dans un petit poêlon de terre vernissée ou de porcelaine qui puisse supporter l'action du feu; placez sur le feu, et portez l'eau au degré d'ébullition; alors jetez dans l'eau bouillante les trois substances purgatives; laissez seulement reprendre le bouillon quelques instans très courts, deux ou trois secondes à peu près; ôtez du feu et laissez le tout infuser pendant plusieurs heures sur des cendres chaudes; au moment d'administrer la potion on fait légèrement chauffer le tout, puis on la passe au tamis ou au filtre; la quantité du liquide se trouve alors être augmentée par la fonte de la manne, mais on ne donne au malade que ce qui peut contenir dans un verre ordinaire; en la préparant la veille au soir, cette potion restera en infusion toute la nuit, et n'en sera que meilleure dans son effet; c'est ainsi que je la fais toujours préparer.

Il faut toujours seconder l'effet d'une purgation par quelques tasses de bouillon aux herbes ou d'eau de veau que l'on boit au fur et à mesure des évacuations; il est bien également de prendre quelque tisane délayante un jour ou deux avant la purgation; c'est ce qu'on appelle *se préparer*; cette tisane sera de l'eau d'orge miellée, ou de chiendent, de l'eau de poulet ou de veau, selon le goût des malades.

Il ne faut pas désirer de trop copieuses purgations, elles affaiblissent au lieu de faire du bien; c'est la croyance où sont beaucoup de personnes qu'une médecine doit produire un grand nombre d'évacuations qui leur a fait donner la préférence à des remèdes dangereux qui leur procurent d'abondantes garderobes; cette erreur a été préjudiciable à plus d'un malade.

DES MÉDICAMENS DONT IL EST QUESTION DANS CET OUVRAGE.

Quinze ans se sont écoulés depuis que j'essayais pour la première fois, dans un mémoire qui fit alors quelque sensation, de porter l'attention de mes confrères sur l'étude de l'action des médicamens (1). Je proposais, non de revenir à cette médecine toute pharmaceutique qui jadis surchargeait le traitement des maladies d'une foule de préparations qui bien souvent se nuisaient ou se neutralisaient les unes par les autres; mais de revenir à l'usage modéré de quelques médicamens reconnus dans tous les temps pour avoir une action directe et non contestable sur le corps humain; d'en étudier les effets, la nature, l'application; de chercher, par de nouvelles combinaisons, à augmenter l'action de quelques-uns, à modérer celle de quelques autres, et de parvenir à composer une pharmacopée médicale peu étendue, mais par cela même composée de substances éprouvées par l'expérience *des faits*, la seule, en définitive, qui puisse faire loi dans une science qui devrait être une science toute de faits.

J'avais peut-être quelques droits à me faire entendre de ceux dont la mission est de rendre la santé aux hommes, mes bonnes intentions d'abord, puis les

---

(1) ÉTUDES SUR L'ACTION DES MÉDICAMENS, mémoire lu à la Société académique des sciences physiques et reproduit par divers journaux de médecine et de chimie 1825—1826.

fruits d'une expérience mûrie de bonne heure au feu des batailles, éclairée par de longs et nombreux voyages, exercée au milieu des vastes hôpitaux de l'Espagne, de la Russie, de l'Allemagne, et dans les derniers temps de la France, déchirée en même temps par les fléaux de l'invasion étrangère et par ceux qui résultaient de l'inclémence du ciel et de nos discordes civiles (1).

Mais le Broussinisme était alors à l'apogée de sa gloire; cette doctrine d'un homme éminent, exagérée par d'aveugles disciples, adoptée par des hommes dont elle flattait la paresse d'esprit, réduisait peu à peu l'art divin de la médecine aux applications réitérées de sangsues, aux saignées à outrance secondées par la diète, l'eau chaude, etc.; il semblait que la guerre se fût tournée contre les malades; on ne voyait partout que du sang répandu, et nos modernes Sangrados, non initiés à la haute sagesse du maître, mais adoptant sa pratique dans son apparente simplicité sans en connaître les principes et les exceptions, ne voyaient dans toutes les maladies que des phlegmasies *chroniques* ou *aiguës*. De là la guerre au sang qu'on ne cessait de tirer par toutes les issues comme s'il eût été un fluide inutile ou dangereux. Le médecin Broussenien ou Broussiste, comme on disait alors, n'avait point à se charger la mémoire de formules, de combinaisons diverses des substances médicamenteuses, car rien n'était plus aisé à pratiquer que cette médecine : une bonne lancette, secondée par l'eau de gomme ou de

---

(1) 1814, 1815, 1816.

chiendent suffisait pour *juguler* les phlegmasies ; malheureusement le malade et la maladie, s'affaiblissant de concert, finissaient souvent en même temps, et le praticien non désabusé regrettait seulement que le premier finît sa carrière avant que la maladie fût, comme il la supposait devoir l'être, infailliblement *enrayée.*

Laisser écouler le torrent sans s'y laisser entraîner, attendre le réveil de l'observation et le triomphe de la thérapeutique sur l'idéologie médicale, était sans doute ce qu'il y avait de mieux à faire, c'est aussi ce que je fis. Dans le silence du cabinet, au milieu d'une pratique qui s'étendait chaque jour, je cherchai à perfectionner une médication que je croyais propre à combattre une foule d'affections considérées comme à peu près incurables, et en première ligne la gastrite, véritable fléau qui n'avait point eu jusqu'à moi de médication spécifique. C'est sur moi-même, sur mes proches, sur ma femme, atteinte depuis douze ans d'une gastrite des plus intense et des plus obstinée, que je parvins à fixer ma pratique, et à fortifier mes études sur les maladies des viscères.

Aujourd'hui, ce ne sont plus des expériences qu'il s'agit de proposer, ce sont des résultats immenses que je puis proclamer, et après quinze années de pratique et de succès constans obtenus, dans les cinq dernières surtout, sur plus de deux mille malades tant en France qu'en pays étrangers, il me sera permis sans doute de signaler à ceux qui souffrent, mais plus particulièrement aux médecins eux-mêmes, les médicamens à l'aide desquels ils pourront obtenir les mêmes résultats que moi, de leur en indiquer les effets, l'usage, les doses, et de les mettre à même de confirmer par leur propre expérience ce qui est aujourd'hui presque de notoriété publique.

Je vais donc à cette intention détailler succinctement les principaux médicamens mentionnés dans mon ouvrage, en indiquant la manière de les employer, les cas où leur usage peut être utile, et les précautions à prendre pour en obtenir le plus d'avantages possible.

SECTION PREMIÈRE. — MÉDICAMENS INTERNES.

1° SIROP SÉDATIF.

Composition.

Extrait de plantes, fleurs et fruits pectoraux, unis aux calmans les plus sédatifs, tels que les extraits de pavot, de laurier-cerise, thridace, etc.

Remède tout spécial contre les affections de l'estomac, ainsi que de la poitrine. Ce sirop, dont la réputation grandit chaque jour, laisse loin derrière lui toutes les préparations de ce genre. Ses heureuses combinaisons en font un remède précieux contre toutes les irritations de poitrine ou d'estomac. Son action sédative sur la muqueuse gastrique et intestinale est telle, qu'il calme presque instantanément les douleurs, les aigreurs, les pincemens d'estomac, les coliques, les tremblemens nerveux, les accès hystériques, les toux convulsives et saccadées, toutes les affections en un mot, qui reconnaissent pour cause une sur-excitation nerveuse ou un état inflammatoire général ou local; c'est un *antiphlogistique* par excellence.

Propriétés générales.

Calme l'irritation de la muqueuse de l'estomac et des intestins ; excellent pectoral, calmant avec facilité les irritations de gorge et de poitrine; on peut l'employer avec succès contre la coqueluche, la toux convulsive, etc., etc.

Effets physiques.

Adoucit d'une façon très remarquable et instantanée la chaleur brûlante de l'estomac, dissipe les aigreurs et neutralise les renvois acides, procure du calme et un sentiment de bien-être général peu après son ingestion.

Manière de l'employer.

Dans les très grandes irritations d'estomac le sirop est souvent employé seul, et souvent aussi il a tout seul opéré des cures merveilleuses. On l'administre ordinairement pur, par cuillerées (cuillère ordinaire à potage); on peut, lorsqu'on le prend seul, en prendre jusqu'à six cuillerées dans l'espace de vingt-quatre heures, la nuit comprise, en distançant les cuillerées à des intervalles à peu près égaux. Lorsqu'on le prend concurremment avec les pilules, ce qui a lieu le plus ordinairement, la dose est réduite à moitié; on le prend à toute heure, sans égard aux temps des repas, car loin de contrarier la digestion il la rend plus facile et moins laborieuse; souvent même je le prescris immédiatement avant ou après avoir mangé. Cependant il est toujours bon, lorsqu'on en prend plusieurs cuillerées, de prendre la première à jeun, et la dernière au moment du coucher.

Quelques malades dont l'estomac est très susceptible préfèrent prendre ce sirop un peu étendu dans un liquide. Il n'y a point d'inconvénient à le prendre de cette manière, mais il ne faut pas trop l'affaiblir ; deux ou trois cuillerées d'infusion de fleurs de mauves, par exemple, suffisent pour une cuillerée de sirop.

Aux très jeunes enfans, on le donne par cuillerée à café.

Messieurs les médecins peuvent donc employer ce sirop avec la plus entière confiance comme un médicament essentiellement *sédatif du système nerveux.* Il peut remplacer avec avantage toute espèce de potion calmante; il peut être aussi combiné avec tout autre médicament de nature calmante ou antispasmodique, soit comme médicament principal, soit comme correctif. Beaucoup de médecins le font entrer à la dose de trente à soixante grammes dans des juleps, des lochs ou des potions calmantes et antihystériques. Il jouit en un mot de tous les avantages que l'on reconnaît aux diverses préparations d'opium sans avoir aucun de leurs inconvéniens. Ajoutons que son goût étant extrêmement agréable, les malades les plus difficiles et les plus dégoûtés de tout remède le prennent avec infiniment de plaisir. Ce sirop a de plus l'avantage de se conserver très longtemps sans fermentation, ce qui le rend très précieux pour les envois dans les contrées éloignées. Un malade qui habite Constantinople (M. Bonnet, professeur au collége impérial de Seraï-Galata), traité par moi, usait de ce sirop et le gardait longtemps en parfait état de conservation. Il est cependant toujours convenable de le conserver, autant qu'il sera possible, dans un lieu frais et éloigné de l'influence de la lumière.

2° PILULES SÉDATIVES.

Composées à divers degrés selon le genre de maladie.

(Composition générale semblable à celle du sirop, mais à diverses combinaisons et dans des proportions plus rapprochées.)

On pourrait à bon droit nommer ces pilules *le trésor de l'estomac.* Ce sont elles en effet qui, mêlées aux alimens (on les prend en mangeant), changent les digestions pénibles, douloureuses, en digestions douces et agréables; non qu'elles aient pour propriété d'exciter la digestion comme certains remèdes incendiaires qui font digérer *quand même,* au risque d'user les dernières ressources de la nature; leur propriété consiste uniquement à calmer la trop vive sensibilité des organes en les protégeant contre l'action des sucs gastriques et contre l'action des alimens. C'est ainsi que l'on peut espérer d'aider à l'accomplissement de l'acte le plus important de la vie animale.

Les médecins peuvent les ordonner avec le plus grand succès contre les flux de ventre, les coliques nerveuses ou venteuses, les diarrhées rebelles, la dysenterie, la pituite, etc., etc.

Propriétés générales.

Beaucoup d'analogie avec celles du sirop, mais elles sont spécialement destinées à procurer à l'estomac la tolérance nécessaire à l'acte de la digestion, à lui rendre la force et l'élasticité dont il est surtout privé dans les gastralgies.

Effets physiques.

Elles rendent les digestions douces et faciles, diminuent l'irritabilité nerveuse, et procurent une sorte de quiétude, de calme bienfaisant que ne connaissent plus ceux qui souffrent depuis un certain laps de temps dans les organes digestifs.

Manière de les employer.

Une seulement à chaque repas, bien rarement deux. On les prend en mangeant ou en buvant, soit dans un peu d'eau sucrée, soit dans une des premières cuillerées du potage.

Généralement, lorsqu'on commence à prendre ces pilules, on fait bien de commencer à en prendre une seule par jour au principal repas de la journée pendant deux ou trois jours, puis ensuite une au déjeuné et une au diné pendant les jours suivans, et enfin une à chacun des repas si le malade est dans l'usage d'en faire plus de deux par jour. (Voir le régime de vie qui est une partie essentielle du traitement.)

3° PILULES SÉDATIVES. (*Dites de la formule n° 3.*)

Ces pilules réunissent toutes les propriétés susénoncées et à un degré tel que les effets en sont quelquefois surprenans; c'est le curatif par excellence; mais elles ne sont employées que dans certaines conditions et d'après la connaissance particulière de la maladie. Leur usage est toujours précédé de quelques prescriptions qui varient selon les circonstances et qui par conséquent ne peuvent être détaillées que dans une consultation.

MÉDICAMENS ÉVACUANS.

La plupart des malades affectés de gastrite ou de gastralgie sont presque toujours tourmentés par une constipation que rien ne peut vaincre, et cette constipation, échauffant les entrailles, réagit d'une manière funeste sur l'action de l'estomac.

La constipation d'ailleurs est à elle seule une maladie qui prédispose à toutes les autres; elle est particulièrement le supplice des gens de cabinet, des littérateurs, des commerçans, des femmes qui habitent les grandes villes et de celles surtout qui appartiennent à la classe aisée de la société; on ne saurait dire combien d'accidens la constipation détermine, soit comme préjudice à la fraîcheur du visage, soit comme empêchement aux fonctions naturelles.

En même temps, l'état d'éréthisme des organes est tel dans la plupart des cas, que les purgatifs, même les plus doux, produisent une certaine irritation. Trouver une préparation qui purge sans causer d'irritation, qui désobstrue les intestins, qui facilite les évacuations *en tonifiant les organes de la digestion,* était véritablement un problème en pharmacie; il est heureusement résolu par les deux préparations suivantes.

4° PILULES FONDANTES TONI-PURGATIVES.

Formulées selon les diverses indications.

Composition.

Les toniques végétaux unis dans des proportions heureusement combinées avec les évacuans, également choisis parmi les substances végétales en extrait, savon médicinal, extrait de rhubarbe, d'aloës, safran, cannelle, etc., etc.

Propriétés générales.

Elles sont en grand nombre, et leur composition douce et végétale fait qu'elles peuvent être employées dans un grand nombre de cas et sur tous les malades indistinctement, quels que soient d'ailleurs l'âge, le sexe ou le tempérament; les personnes en santé même en peuvent faire usage comme moyen hygiénique et dans le seul but de se tenir le ventre libre. A l'aide de ces pilules les dames voient en peu de temps disparaître les échauffemens de peau, les chaleurs et rougeurs au visage, aux yeux, le larmoiement, etc., etc. Il n'existe pas de remède qui puisse leur être comparé contre la mélancolie, l'hypocondrie, les pâles couleurs, les règles difficiles, etc., etc. Ce toni-purgatif réunit donc toutes les conditions que l'on peut désirer, et l'on peut en prendre sans aucune crainte et sans le moindre inconvénient aussi fréquemment que le besoin s'en fera sentir; il débarrasse sans efforts et sans douleurs l'estomac et les intestins des saburres et des humeurs âcres ou viciées qui causent tant de désordre dans les voies digestives.

Effets physiques.

Elles font écouler doucement la bile et débarrassent les voies digestives du produit des mauvaises digestions, des glaires surtout, dont la présence s'oppose au travail digestif et plus encore au bienfait de la nutrition. Composées particulièrement pour servir d'auxiliaire au traitement de la gastrite, ces pilules fortifient l'estomac tout en facilitant les garderobes.

Manière de les employer.

Ces pilules ainsi que les précédentes se prennent en mangeant, et par préférence au commencement du principal repas de la journée ; leur dose varie depuis *une* par jour qui est la petite dose, jusqu'à *trois* qui est la grande dose ; ainsi *une*, *deux* ou *trois*, selon l'effet qu'elles produisent ; quand on en prend plusieurs on les prend à la fois au même moment ; les malades qui font usage des autres pilules observeront qu'ils ne doivent point les prendre concurremment avec celles-ci ; ainsi le jour où l'on prend les pilules fondantes on ne prend point les pilules sédatives, et *vice versâ*. Il n'y a d'exception que pour le sirop qui peut être pris avec toutes autres espèces de médicamens, soit le matin ou le soir, soit dans la journée.

L'effet désirable des pilules fondantes est de procurer le lendemain, dans la matinée, une bonne et facile garderobe, deux tout au plus ; c'est cet effet seulement que les malades doivent rechercher ; car les personnes affectées de gastrite ou de gastralgie, et surtout celles qui ont les intestins très irritables, ne doivent point oublier que toute évacuation qui ressemblerait à une trop forte purgation leur serait plus nuisible qu'utile; il doit leur suffire de vaincre leur constipation habituelle; elles doivent donc proportionner elles-mêmes la dose du médicament évacuant sur l'effet qu'il produit sur elles, diminuant ou augmentant la dose selon le besoin: on peut même fractionner les pilules.

On ne doit point d'ailleurs, lorsqu'il s'agit d'évacuations, négliger l'usage des lavemens émolliens qui aident toujours à l'effet des remèdes et rafraîchissent le corps; les meilleurs lavemens sont ceux qui sont composés d'eau de son de graines de lin ou de feuilles de poirée, et quelquefois même ces diverses substances mélangées ensemble; il ne faut jamais introduire dans le corps des lavemens d'eau simple. (Voyez au chapitre des instructions usuelles.)

5° Marmelade végétale dite de santé.

Composition.

Extrait de fleurs, fruits et purgatifs végétaux, pour base la confection de sené composée, formule d'Édimbourg.

Les propriétés et les effets physiques de cette marmelade sont identiquement les mêmes que ceux des pilules fondantes dites de la formule n. 2; mais comme son action est beaucoup plus énergique et que par cette raison elle peut ne pas convenir à tous les tempéramens, nous nous réservons d'indiquer les cas où elle doit être employée; il vaut mieux que ce soit un médecin qui la prescrive et en surveille l'effet.

Manière de l'employer.

Cette marmelade, qui a le goût et la couleur d'une simple marmelade de fruits, se prend le plus ordinairement le matin à jeun, deux heures avant de manger, à la dose d'une petite cuillerée à café (au poids de 6 grammes); mais il y a, quant à la dose et à la manière de la prendre, plusieurs variations; d'abord quant à la dose, nous rappellerons ce que nous avons dit au sujet des pilules n. 2, c'est-à-dire que le malade la proportionnera soit en plus, soit en moins, suivant l'effet qu'il en éprouvera; elle agit quelquefois à des doses infiniment petites, et d'autres fois il est nécessaire d'augmenter la dose ordinaire; il faut d'ailleurs observer qu'il n'est jamais prudent de trop se hâter d'augmenter la dose d'un médicament évacuant; car telle proportion qui en apparence n'a point produit d'effet le premier jour parce qu'elle a rencontré intérieurement trop d'obstacles, ainsi que cela a lieu dans les fortes constipations, produit son effet louable et sans efforts le jour suivant; si donc, sans se donner le temps d'attendre, on se hâtait de doubler la dose, on s'exposerait inutilement à dépasser le but, ce qui est au moins inutile, sinon dangereux.

Quant à la manière d'administrer la marmelade, quelques malades se trouvent bien de la prendre à jeun, d'autres en mangeant, au dîner, comme les pilules fondantes n° 2, soit couchée entre deux feuillets de potage au pain, soit enveloppée dans un morceau de pain azyme (hostie); d'autres préfèrent la prendre le soir à l'heure du coucher; les personnes qui en font usage peuvent essayer celle de ces manières qui leur réussira le mieux pour l'adopter ensuite.

Lorsqu'on la prend seule soit à jeun soit le soir, il faut boire par dessus une petite tasse d'eau sucrée tiède ou d'infusion de fleurs de mauves, et alors on supprime pour cette fois celui des autres médicamens que l'on est dans l'usage de prendre à cette heure-là, comme de même lorsqu'on la prend au repas, on supprime les pilules sédatives si on est dans le cas de les prendre. Cette marmelade est efficace contre l'hypocondrie et la mélancolie, l'humeur noire, etc., etc.

SECTION DEUXIÈME. — MÉDICAMENS EXTERNES.

1° Les bains (*gélatino-alkalins*).

Ces bains sont composés d'extraits gélatino-alkalins pulvérisés et purifiés avec soin. — Ces extraits forment un petit volume; ils sont renfermés dans des flacons qui permettent de les faire voyager et de les conserver *bons* une année; voici la composition que j'emploie le plus habituellement :

Gélatine sèche épurée.	200 gramm.
Sous-carbonate de potasse.	250
Sulfate de magnésie.	100

Pour préparer un bain gélatino-alkalin, on forme, au moment de le prendre, une pâte avec une dose du mélange ci-dessus indiqué que l'on triture dans de l'eau bouillante; on délaie ensuite cette pâte, demi-liquide, dans la totalité de l'eau de la baignoire, et on brasse bien le tout pendant quelques secondes.

La température de l'eau de ces bains doit être de 27 à 28 degrés; ils ne sont au surplus ordonnés que dans certaines circonstances.

2° topique excitant dit *Toile magnétique.*

Composition.

Garou, térébenthine, galipot purifié, vulnéraire, etc.

Propriétés.

Exciter fortement les fonctions de la peau sur le lieu et dans les environs du lieu de son application ; donner par les voies naturelles de la transpiration cutanée issue aux humeurs âcres et corrosives résultant d'anciennes affections dégénérées de quelque nature qu'elles puissent être ; appeler au dehors et déplacer par dérivation à la manière des vésicatoires et autres rubéfians, mais d'une manière beaucoup plus douce et sans plaie, l'irritation fixée sur les organes intérieurs ; propre à rappeler à l'extérieur les anciennes ou récentes humeurs goutteuses, rhumatismales, syphilitiques, etc.

Effets physiques.

Rougit la surface de la peau, provoque des démangeaisons et souvent la naissance de très petits boutons en forme de pointes bulbeuses qui, venant à s'ouvrir, laissent écouler un liquide quelquefois très abondant ; ce liquide n'est autre que l'humeur délétère qui circule, on ne sait comment, et qui produit parfois de funestes ravages. (Voyez la 6e observation, page 213 et la note de la même page.) C'est cette excitation cutanée qui a fait donner au sparadrap le nom de *Toile magnétique*, c'est-à-dire attirant (*magnétisme physique*).

Manière de l'employer.

Suivant les cas et les circonstances en morceaux plus ou moins grands sur les diverses parties du corps, je fais ordinairement appliquer les morceaux sur l'épigastre, en travers. Si l'éruption est lente à se faire, on laisse en place le topique en surveillant son action, ce qui est facile en soulevant l'emplâtre pour voir ce qui se passe dessous; si au contraire elle est très prompte et que l'effet en soit trop vif on relève le topique pour laisser reposer la place pendant un jour ou deux; puis on le replace soit sur le même lieu, soit un peu à côté, et ainsi de suite jusqu'à ce que l'emplâtre soit usé; le topique est bon tant que la toile conserve de l'enduit coloré qui forme la pâte médicamenteuse; on peut ainsi en employer successivement plusieurs morceaux et les promener sur diverses parties du corps.

L'application de ce topique est fort simple; il suffit de frictionner avec un peu de vinaigre la partie sur laquelle il doit être appliqué; puis après l'avoir fait très légèrement chauffer pour le rendre plus adhérent, on le pose sur la partie en le maintenant fixé par un bandage convenable, soit une serviette, soit quelques tours de bande selon la place qu'il doit occuper, ainsi qu'on le ferait pour un vésicatoire; l'effet commence à se manifester ordinairement trois ou quatre jours après son application.

Je me suis, après de mûres réflexions et seulement depuis quelques années, déterminé à faire confectionner dans certains cas, sous ma surveillance spéciale et par un seul pharmacien, *les principaux médicamens* indiqués dans mes consultations pour le traitement des gastralgies et des affections chroniques des viscères; ce n'est certes pas dans l'intention d'accorder à un pharmacien des avantages au détriment de ses confrères que j'ai pris cette mesure; mais je me suis vu forcé à l'adopter pour deux raisons principales; la première, c'est que la préparation des remèdes que j'emploie demande des soins extrêmement minutieux et que le succès que j'en attends dépend tout entier de leur scrupuleuse et régulière combinaison; la seconde, c'est que je recevais, lorsque j'envoyais des formules aux malades, quantité de lettres toutes remplies de demandes de nouvelles instructions, ou de réclamations, soit à cause de l'effet des remèdes, soit à cause de leurs caractères extérieurs qui souvent se trouvaient tout-à-fait différens selon les localités; il m'eût fallu un secrétaire uniquement occupé à répondre à toutes ces lettres; ces inconvéniens ont disparu depuis que les médicamens sortent d'une même pharmacie, et je crois que celle que j'ai choisie par estime pour son chef, est de tout point digne de la confiance de chacun comme de la mienne propre. J'ai dit quelle était la composition principale de chacun de ces médicamens; cette indication sommaire sera suffisante pour les médecins, qui sauront bien y reconnaître, tous les élémens de leur combinaison. Mais par la raison même que ces médicamens peuvent produire un grand bien lorsqu'ils sont employés avec discernement et pour les maladies auxquelles ils conviennent, je recommande avec instance aux malades de ne point s'exposer à des erreurs fâcheuses en cherchant à se les administrer sans direction; je me ferai toujours au surplus un véritable plaisir de donner tous les éclaircissemens que l'on pourra désirer sur l'emploi, l'usage et les effets, des composés médicaux parmi lesquels j'établis mon arsenal thérapeutique.

SIXIÈME PARTIE.

OBSERVATIONS.

GASTRITE RÉCENTE TRÈS GRAVE,

GUÉRISON PROMPTE.

PREMIÈRE OBSERVATION (1). — DOSSIER N° 80.

Madame D...., à Paris, âgée de trente-deux ans, mère de deux enfans, fut prise, sans autre cause connue qu'une grande fatigue suivie de quelques accès de fièvre assez légers, de douleurs abdominales très intenses avec sentiment de chaleur à l'épigastre. La digestion devint fort pénible et quelquefois, surtout lorsque la malade voulait essayer de prendre un peu

(1) J'ai reçu de plusieurs malades permission expresse de publier avec leurs noms les observations qui les concernent ; mais ceux que je n'ai pas consultés à ce sujet pouvant trouver mauvais que leur nom fût imprimé dans mon ouvrage, j'ai cru devoir m'abstenir, pour les uns comme pour les autres, de désigner les sujets d'observations autrement

plus de nourriture, il survenait des vomissemens qui chaque fois augmentaient l'anxiété et le découragement. Le médecin qui donnait alors des conseils à la malade jugea nécessaire de prescrire un régime extrêmement sévère. Bientôt la malade devint si faible qu'elle dut renoncer à sortir de chez elle, et un peu plus tard à sortir même de son lit. A mesure que la faiblesse augmentait la digestion devenait plus difficile, et l'on ne manquait pas de diminuer la quantité des alimens; l'estomac perdait ainsi chaque jour sa force et son action, et plus on diminuait sa besogne, moins il devenait habile à la faire. Madame D...., m'ayant connu chez madame B....., sa sœur, témoigna le désir de se remettre entre mes mains, et je lui fis une première visite le 17 janvier 1836. J'avoue que lorsque je me trouvai près de cette pauvre dame que je n'avais pas vue depuis son mariage, je fus sensiblement affecté; mon opinion fut qu'il restait peu d'espoir de la sauver. Je le déclarai à la famille en la

---

que par leurs initiales et le numéro de leur dossier; comme ceci ne ressemble pas à ces nomenclatures apocryphes dont quelques-uns ne dédaignent pas de faire usage, je dois prévenir que les dossiers dont ces observations sont extraites font partie des archives où sont classées par ordre les correspondances de tous les malades qui ont reçu mes conseils depuis que j'ai fondé mes consultations; j'ajouterai que toute personne qui douterait de l'authenticité de ces extraits pourra, quand elle le voudra, en vérifier elle-même l'exactitude sur les originaux, pour ce qui n'est pas bien entendu du domaine de la confidence qu'un médecin doit garder secrète et inviolable. L'ordre est tellement établi chez moi, que dans dix ans comme dans vingt, un malade retrouvera toujours son dossier tel qu'il le trouverait dans un notariat, ainsi que toutes les pièces de sa correspondance, avec le specimen de mes réponses et de mes prescriptions.

priant de faire en sorte de détourner de moi la pénible mission d'assister aux derniers jours de cette infortunée. On insista en objectant que la malade ayant témoigné un grand désir d'être soignée par moi, on ne pourrait sans cruauté lui signifier que cela ne se pouvait plus. Je demandai alors une consultation; on me répondit que dans l'état où était la malade une consultation devenait presque inutile, et que personne, à coup sûr, n'attendait de moi plus que ce qui était humainement possible; que d'ailleurs on s'abandonnait entièrement à mes conseils *et à eux seuls*. Quelque pénible que fût cette bien tardive mission, je l'acceptai avec la résolution de faire tous mes efforts pour sauver celle qui n'espérait plus qu'en moi. Voici l'état que présentait alors la malade.

La décoloration du visage et du reste du corps était telle que l'on eût dit avoir devant les yeux une représentation en cire plutôt qu'une jeune femme encore vivante. — La maigreur était extrême, les mains étaient décharnées, les os des hanches étaient si saillans qu'ils perçaient presque la peau, le ventre tellement aplati et resserré par l'effet de l'abstinence prolongée, que ce n'est point exagérer de dire qu'il ne s'en manquait pas l'épaisseur de deux doigts que ses parois ne touchassent à la colonne vertébrale; la voix était tellement éteinte que pour entendre la malade il fallait prêter la plus grande attention. La nourriture, si l'on peut appeler cela nourriture, se bornait à quelques cueillerées d'eau gommée le plus souvent pure, quelquefois mêlée à un peu de lait, c'était là le grand repas.

Ai-je besoin de dire que la faiblesse était arrivée à

son dernier degré? Elle était telle en effet que l'on osait à peine transporter la malade d'un lit sur un autre, et que malgré les plus grandes précautions elle éprouvait au moindre mouvement de longs évanouissemens qui faisaient craindre à chaque instant que le dernier souffle de vie ne s'éteignît en elle.

La première chose que je m'empressai de faire fut de chercher les moyens de donner un peu de vie à ce corps exténué. Je fis sur le champ préparer une purée de légumes fort claire sans beurre et sans sel, mais avec un peu de sucre; on donnait à la malade une cueillerée à café de cette purée toutes les demi-heures; quelques jours après on donnait des cueillerées à bouche; puis on ajouta un peu de beurre bien frais, puis du lait, puis on émietta un peu d'échaudé dans cette purée qui alors devient plus nourrissante; mais dès que je voulus augmenter le régime alimentaire, l'estomac, qui avait par sa longue abstinence perdu la plus grande partie de son action digestive, se refusa totalement à l'élaboration des alimens; les vomissemens recommencèrent et me mirent dans le plus cruel embarras : c'est alors que le sirop sédatif de ma composition, dont j'avais déjà obtenu quelques beaux succès, vint produire des effets si heureux et si prompts que j'en fus moi-même émerveillé. Dès le premier jour les vomissemens cessèrent; quelques jours après on commençait à donner de petits potages, puis du pain léger de gruau, et enfin peu à peu on augmenta et fortifia le régime au point qu'au bout de quinze jours la malade pouvait se lever quelques instans; elle mangeait un peu de poisson, puis un peu de poulet; et ainsi de mieux en mieux sans interruption.

Je faisais prendre à la malade une cueillerée à bouche du sirop avant de commencer à manger, puis une cueillerée immédiatement après : on répétait cette dose à chaque repas de la journée. A l'aide de ce seul médicament et du régime approprié, nous eûmes la satisfaction de voir le courage de la malade se relever et sa santé revenir de jour en jour en même temps que ses forces. Je puis dire qu'un mois après elle était guérie, et si j'ai dû suivre le traitement plus longtemps, c'est que l'altération était si profonde chez elle, que je devais craindre à chaque instant une rechute qui pourtant n'arriva pas.

Je me suis étendu un peu longuement sur cette observation parce qu'elle est une des plus intéressantes parmi toutes celles que contiennent mes archives, à cause de la gravité de la maladie et de l'extrême faiblesse où était parvenue la malade. Cette pauvre femme s'éteignait tous les jours sous la prescription d'un régime de plus en plus débilitant. De quoi serait-elle morte si on eût tardé un peu plus longtemps?... de faim!!!...

GASTRITE CHRONIQUE

COMPLIQUÉE D'AFFECTION DES VISCÈRES.

DIX ANS DE MALADIE.

GUÉRISON APRÈS TROIS MOIS DE TRAITEMENT.

DEUXIÈME OBSERVATION. — DOSSIER N° 90.

Madame B...., à Paris, âgée de quarante-huit ans, d'un tempérament bilieux, souffrait depuis dix ans d'une gastrite des plus intenses. Dans une position aisée de fortune, seule avec son mari dont les soins assidus et affectueux étaient d'un grand prix pour elle, cette dame était pourtant la plus malheureuse femme du monde; car elle ne pouvait jouir d'aucune espèce d'agrément; la vue même de ses enfans convenablement établis, et qui cherchaient par leurs visites ou leurs invitations pressantes à la distraire de ses maux, ne faisait que la rendre plus taciturne et plus irritable.

Cette dame avait suivi sans le moindre succès les traitemens indiqués par les médecins les plus recommandables, et son découragement était si grand qu'elle avait déclaré à son mari qu'elle ne voulait plus entendre parler d'aucun médecin; ce fut en quelque sorte par surprise que son mari parvint à la décider à se remettre entre mes mains. Étant venu me consulter et m'ayant raconté tout ce qui précède, je lui conseillai d'engager sa dame à faire usage de l'une de mes formules de pilules sédatives composées contre les vomissemens comme d'une chose dont il aurait entendu parler dans le monde; elle s'y décida par complaisance, et toute surprise du bien qu'elle en ressentit, elle avoua qu'elle eût été heureuse de connaître plus tôt ce médicament. Son mari lui offrit, comme par curiosité, de voir le médecin qui en était l'auteur; elle y consentit, et le résultat de notre conférence fut une détermination prise d'essayer encore une fois et pour la dernière, dit-elle, s'il était possible qu'on lui rendît la santé.

Voici l'état dans lequel je trouvai la malade : maigreur extrême, teint jaune prononcé, même aux blancs des yeux, douleurs au dos et à l'épigastre, constipation opiniâtre, ne rendant qu'avec la plus grande difficulté quelques matières dures comme de petites noix, souvent accompagnées et comme enveloppées de matières muqueuses, vomissemens presque réguliers une ou deux fois par semaine de matières âcres et bilieuses; il semblait que l'estomac se débarrassait ainsi de l'engorgement produit par le résultat de plusieurs mauvaises digestions successives; tristesse profonde et habituelle sans causes réelles; irritabilité de caractère et sensibilité exagérée; découragement complet et conviction *de ne pouvoir guérir* (1).

---

(1) Je note particulièrement ce symptôme qui était ici très prononcé,

J'ai déjà dit que madame B..... s'était bien trouvée de l'usage des pilules sédatives (dans les premiers temps c'était mon seul remède et c'est celui qui a opéré la guérison de ma femme); mais sa maladie offrant de grandes difficultés à cause de son ancienneté d'abord, puis à cause des vomissemens dont j'ai parlé, ce qui constitue toujours une plus grave complication, je fus obligé de déployer tous les moyens curatifs, soit simultanément soit à diverses combinaisons; ainsi elle fit usage tour à tour et souvent en même temps du sirop et des pilules à divers degrés; puis la constipation fut victorieusement combattue par le moyen de la marmelade végétale dite de santé, les bains gélatino-alkalins, les frictions cutanées, etc. Trois mois de traitement suffirent pour rétablir entièrement madame B...., et ramener chez elle et autour d'elle le bonheur qui en était depuis longtemps exilé.

---

parce qu'il se rencontre très souvent dans les gastrites anciennes ; j'ai guéri des malades qui ne cessaient de me dire qu'il était impossible de les guérir. Cela n'est pas encourageant pour le médecin, mais on ne doit répondre à cela qu'en encourageant le malade lui-même et lui faisant espérer, par le mieux déjà obtenu, une plus grande amélioration pour l'avenir.

On concevra sans peine que j'aurais pu donner un très grand nombre d'observations de ce genre, mais j'ai préféré faire un choix fort restreint parmi les plus remarquables.

GASTRITE CHRONIQUE.

HUIT ANS DE MALADIE. — GUÉRISON EN DEUX MOIS.

TRAITEMENT PAR CORRESPONDANCE.

TROISIÈME OBSERVATIONS. — DOSSIER N° 114.

M. B...., à B...., âgé de trente-neuf ans, malade depuis huit ans, me fit consulter en novembre 1837; il me disait dans sa première lettre :

« La lecture de votre ouvrage sur la gastrite m'a » procuré d'autant plus de plaisir que j'y ai vu que vos » connaissances précises sur cette terrible maladie, » dont vous détaillez tous les symptômes, sont le fruit » d'une longue expérience et de constans et nobles » efforts. Aussi viens-je sans crainte et avec l'espé» rance d'une guérison pleine et entière vous consul» ter, et vous prier de me donner les moyens d'arriver » par vos conseils à un complet rétablissement.... Dès » le principe de ma maladie (en 1832) j'éprouvais quel» ques difficultés à digérer; de là des indigestions de » temps à autre. Aujourd'hui indigestions conti» nuelles : des renvois parfois acides, très souvent » ou pour mieux dire presque toujours semblables à » l'odeur d'un œuf gâté. Après avoir mangé, un senti-

» ment de malaise vers la région de l'estomac, de la » pesanteur, une espèce d'engourdissement, gonfle- » ment pénible du ventre pendant la digestion. Ce » gonflement est quelquefois tellement considérable » qu'il m'est impossible de me redresser et que je suis » obligé de me coucher de suite parce que mon ventre » devient gros et tendu comme un tambour...... J'é- » prouve une grande difficulté à aller à la garderobe, » et il m'est arrivé de ne pas y aller de trois à quatre » jours. Le dévoiement seul peut faire cesser la consti- » pation; mais ce dévoiement est assez rare; les ma- » tières dures que je rends avec les plus grands efforts » ressemblent à de petites crottes de brebis ou à de » très petites noix; elles sont toujours ou presque tou- » jours accompagnées d'une secrétion blanchâtre; il » m'arrive même parfois de rendre du sang avec ces » sécrétions..... La digestion chez moi, hors les cas où » je suis obligé de me coucher, est plus laborieuse, » plus gênante que douloureuse. Elle est même si pé- » nible que les symptômes se prolongent souvent de- » puis mon dîner jusqu'au lendemain matin au mo- » ment de mon réveil... Je dois vous dire que je mange » très vite, que j'ai un grand appétit et que je ne » prends pas le temps de mâcher ma nourriture, que » je suis obligé par conséquent d'avaler sans être » broyée etc., etc. (1). »

(1) J'ai signale, à l'article *digestion*, cette cause fréquente de gastrite. Il est impossible de voir un détail mieux fait ni plus complet de tous les phénomènes qui caractérisent la gastrite; c'est à cause de cela que j'ai transcrit une grande partie de la lettre de M. B..... Cette malheureuse maladie a cela de particulier, qu'elle présente, partout et

On a pu voir par la lettre ci-dessus que M. B... est un homme de sens; il est aussi un homme de résolution; il a suivi mes conseils avec la plus grande docilité et au bout de deux mois environ de traitement il a recouvré la santé.

---

chez tous les malades, la même physionomie; de telle sorte que je transcrirais vingt lettres, qu'elles auraient toutes l'air d'avoir été copiées les unes sur les autres.

GASTRITE CHRONIQUE.

DIX-HUIT ANS DE MALADIE. — GUÉRISON EN SIX MOIS.

TRAITEMENT PAR CORRESPONDANCE.

QUATRIÈME OBSERVATION. — DOSSIER N° 117.

M. C...... V......, à Saint-M........, âgé de quarante-neuf ans, d'un tempérament sanguin, extrêmement vif et irritable, *malade depuis dix-huit ans,* se mit entre mes mains au mois de février 1838. Voici ce qu'il m'écrivait alors :

« De tous ceux à qui votre généreuse philantropie » offre un moyen de soulagement, je suis peut-être » le plus à plaindre. Par le temps qui court, la bonne » foi et le désintéressement sont si rares que la géné- » rosité de votre offre au public m'est un sûr garant » que je serai assez heureux pour avoir vos conseils » particuliers à ma position.

» Bien plus souffrant depuis deux mois un ami m'a » remis votre ouvrage; c'est pour moi une ancre de » salut; je n'hésite pas à m'adresser à votre bonté... » Marié à vingt-trois ans j'ai commis des écarts de ré- » gime que le sentiment du mal que je me faisais ne » pouvait réprimer. Négociant, malgré la faiblesse

» physique, je travaillais nuit et jour; à trente ans j'é-
» tais épuisé. Depuis lors, et j'ai quarante-neuf ans, je
» languis, je ne fais presque plus de digestion; par in-
» tervalle et malgré le plus grand soin du choix de mes
» alimens, ne mangeant qu'au quart de mon appétit,
» tout à coup l'estomac se trouve surchargé; une vio-
» lente irritation se prononce de la bouche au creux
» de l'estomac; je ressens des douleurs aiguës, un
» malaise, un serrement dans le gosier; je suis rempli
» de vents;....... *je souffre la faim sans cesse;* je suis en
» outre très resserré, etc., etc. »

Cette maladie, grave surtout à cause de son ancienneté, est cependant une de celles dont la guérison a marché avec le plus de régularité malgré quelques rechutes occasionnées en partie par les effets de l'excessive irritabilité du caractère de M. C......... J'ai cru quelque temps que je serais forcé de lui faire établir un cautère, moyen que je suis quelquefois obligé d'employer; j'ai cependant pu l'en dispenser; il a constamment pris pendant le cours de son traitement le sirop, les pilules sédatives de plusieurs formules, et la marmelade; à l'extérieur les bains et les applications du topique dérivatif.

Après cinq mois de traitement pour une maladie qui datait de *dix-huit ans,* voici ce que m'écrivait M. C....... V.....:

« J'ai pris assiduement le sirop et les diverses pilu-
» les; quelques voyages et ma résidence à la campagne
» ont interrompu les bains; *je suis bien, la digestion se fait*
» *librement,* etc. (3 juillet 1838); » et le 26 août suivant:
« J'ai la satisfaction de vous annoncer que le bien-
» être que m'a procuré le traitement que vous m'avez

» fait suivre s'est soutenu tout l'été; j'ai bien encore » de temps à autre, *lorsque je ne suis pas sage*, quelques » petites pesanteurs à l'estomac; mais elles disparais» sent avec le soin de faire fort léger le repas qui suit » celui qui les a produites; *autrefois je souffrais des mois* » *entiers*.... »

Et enfin le 1er mars 1840 : « Je profite encore cette » fois du départ de l'ami qui a bien voulu jusqu'ici » se charger de mes lettres, pour vous confirmer le » bien-être que m'a procuré le traitement que vous » m'avez indiqué; il n'est pas de jour que je ne re» mercie la Providence de m'avoir inspiré de vous » consulter. Recevez vous-même l'expression de ma » gratitude. Depuis vingt ans, pas un jour peut-être » ne s'était passé sans douleurs; je suis aussi heureux » maintenant qu'on peut l'être..... Je conserve une » reconnaissance sans bornes pour votre sirop, etc., » etc. (1). »

---

(1) J'ai déjà dit que les lettres originales sont aux dossiers de chacun des malades; il est inutile que je revienne sur ce sujet.

GASTRITE CHRONIQUE.

AFFECTIONS MORALES, DÉCOURAGEMENT EXTRÊME.

CINQ ANS DE MALADIE. — GUÉRISON EN TROIS MOIS.

TRAITEMENT PAR CORRESPONDANCE.

CINQUIÈME OBSERVATION. — DOSSIER N° 171.

M. Jules de C...., au château de L..., malade depuis cinq ans, d'un tempérament lympathique, ayant éprouvé de vives contrariétés dans ses affections de famille, m'écrivait le 1er novembre 1839:

« La lecture de votre ouvrage sur la gastrite m'a » engagé à me confier entièrement dans vos lu» mières. S'il y a un homme dans le monde qui ait » été maltraité par cette cruelle maladie, c'est moi. » Depuis cinq ans j'ai passé trente-un mois sur le lit » sans pouvoir faire un pas et ne souffrant que de » l'estomac, etc., etc. » Suivent les détails de la maladie qui sont, comme je l'ai déjà dit, à peu près les mêmes pour tous les malades. Après six semaines environ de traitement, M. J.... de C........ était en pleine voie de guérison; il m'écrivait le 14 décembre suivant: « Mon état de santé s'est notablement amé-

» lioré par l'emploi des médicamens que vous m'avez » prescrits, ils sont près de s'épuiser, et je crains » de retomber dans mon premier état. » Il eut en effet une rechute occasionnée par la fatigue qu'il éprouva dans un voyage qu'il fit et aussi par quelques écarts de régime; le chagrin qu'il en ressentit fut si grand qu'il tomba dans un complet découragement; il m'écrivit alors :

« Depuis cinq ans que je souffre de cette cruelle » maladie il parait que le mal a fait trop de progrès » et que les secours de l'art n'y peuvent plus rien; » je n'ai pas voulu terminer ma triste carrière sans » vous exprimer ma gratitude pour les conseils affec- » tueux que vous m'avez donnés. Je vous prie de re- » cevoir les vœux que je fais en mourant pour le pro- » longement d'une vie que vous consacrez au soula- » gement de l'humanité. »

Cependant il y avait à cette lettre un petit post-scriptum qui donnait à penser que M. J.... de C........ espérait bien encore échapper à cette terrible crise ; ce post-scriptum était ainsi conçu. « Comme je ne puis » rien digérer, surtout depuis que j'ai épuisé les pi- » lules n° 1, je vous prie de vouloir bien m'en faire » confectionner et expédier deux boîtes. » Il fit bien d'espérer, et surtout de reprendre les médicamens qu'il avait trop tôt délaissés; car le 28 août suivant il m'écrivait : « Quand je vous écrivis ma dernière let- » tre j'étais dans un état pitoyable. Depuis, par le se- » cours de vos médicamens j'ai obtenu de l'amélio- » ration dans mon état. Ayez la bonté, monsieur le » docteur, de m'envoyer une nouvelle provision de » sirop sédatif et des pilules n° 1, etc., etc. »

M. J.... de C........ a éprouvé ainsi quelques graves rechutes, toujours occasionnées par des circonstances fâcheuses qui venaient entraver son traitement; il est aujourd'hui très bien rétabli et dans une lettre du 22 février dernier il m'annonce son prochain voyage à Paris.

GASTRITE CHRONIQUE.

COMPLIQUÉE DE NÉVROSE GÉNÉRALE DES VISCÈRES.

DIX-SEPT ANS DE MALADIE.

GUÉRISON APRÈS CINQ MOIS DE TRAITEMENT.

TRAITEMENT PAR CORRESPONDANCE,

SIXIÈME OBSERVATION. — DOSSIER N° 180.

M. S....., maire de la ville de L......, âgé de quarante-sept ans, d'un tempérament nervo-sanguin, souffrant presque continuellement *depuis dix-sept ans* d'une névrose générale des viscères, dont les symptômes généraux se traduisaient principalement en ceux de la gastrite grave, m'écrivait le 9 décembre 1839.

« Ayant eu connaissance de votre ouvrage sur la » gastrite, je me suis résolu à le faire venir; depuis » quelques jours il se trouve entre mes mains; son » contenu me décide à venir réclamer vos conseils » et votre médication. Depuis environ dix-sept ans je » suis, à ce que je crois, victime de cette infernale » maladie..... » Suivent les détails de toutes les phases de la maladie et des nombreux traitemens que le malade a suivis infructueusement pendant cette longue période de dix-sept ans.

Le traitement de M. S....... est un de ceux qui ont offert le plus de difficultés à cause de l'ancienneté de la maladie et plus encore à cause de ses nombreuses complications; une surtout qui était bien grave et bien invétérée était une ancienne humeur dartreuse répercutée. Je songeai à l'en débarrasser au moyen de plusieurs applications de mon topique excitant, dit toile magnétique. L'effet en fut véritablement miraculeux. Voici ce qu'il m'écrivait le 25 février 1839 après les premières applications :

« Après trois applications successives des premiers » emplâtres magnétiques qui ont duré chacune trois » jours, une suppuration extraordinaire s'en est » suivie, au point que pendant trois jours et trois » nuits j'ai été obligé de mettre sur l'emplacement » qu'a occupé l'emplâtre un linge reployé quatre ou » cinq fois sur lui-même, et malgré cette grande » épaisseur, l'humeur traversait tous les doubles, » et toutes les trois heures j'étais obligé de remettre » de nouveaux linges; je crois que ce grand écoule» ment devra me soulager. »

C'est en effet une des choses qui firent le plus de bien au malade en ce qu'elle reporta sur la peau une affection qui compliquait et aggravait le mal intérieur (1).

(1) Un de mes cliens, M. le marquis du B....., tourmenté depuis longtemps par une ancienne affection dartreuse qui a pris avec l'âge un certain degré d'acrimonie, a trouvé dans l'application de ce topique un moyen héroïque dont il fait un usage presque habituel ; il m'écrit d'Os..... au moment même où cet ouvrage est sous presse (26 février) :

Enfin après avoir essayé diverses combinaisons pour l'essai desquelles il fallut que le malade joignît sa patience et sa persévérance à celles du médecin, le succès le plus complet et le plus satisfaisant couronna nos efforts. On en peut juger par l'extrait de la lettre que je vais transcrire ici.

« Ces lignes vous seront remises par mon jeune » ami et compatriote M. H..., docteur en médecine » qui se rend à Paris pour y continuer ses études » médicales. Je l'ai prié de m'examiner afin qu'il » puisse vous donner sur mon état de santé tous » les renseignemens possibles; veuillez avoir l'obli- » geance de l'entendre et de faire ensuite ce que » vous jugerez convenable pour le soin de ma santé » qui, grace à votre excellent traitement, s'améliore » sensiblement de jour en jour. Je me fais un vrai » plaisir de vous dire, monsieur et cher docteur, » que depuis dix-sept ans je n'ai pas été aussi bien » que je me trouve dans ce moment. Ce bien-être » physique, je le dois à vos bons soins, je le dis hau- » tement; car mon mal avait résisté pendant dix-sept » ans et opiniatrément aux traitemens successifs

---

« Ma santé se soutient, grace surtout *à votre sparadrap* (la toile » magnétique) qui, je vous assure, est excellent. M. Hahne, habile et » consciencieux médecin d'Aix-la-Chapelle, en a porté le jugement le » plus favorable, et m'a conseillé de borner mon traitement à l'usage » constant de ce remède et à un verre de tisane de douce-amère cha- » que matin. » Certes, ce n'est pas une chose sans portée, qu'une approbation aussi explicite donnée à un médicament par un homme aussi distingué que M. Hahne, et cela fait bien voir que le véritable savant ne met pas un puéril amour-propre à n'employer ou approuver que ce qui vient de lui-même.

» de plus de vingt médecins qui m'ont traité séparé-
» ment et sans succès. La place du Carrousel à Paris
» contiendrait à peine tous les médicamens que j'ai
» pris de toutes les façons pendant ces malheureuses
» dix-sept années. Oh! combien j'ai souffert! com-
» bien je me trouve heureux du bien-être que je
» commence à ressentir et qui, j'espère, continuera!
» Ma vie s'éteignait sensiblement: vos soins, votre
» délicieux traitement ont rallumé en moi la vie;
» graces vous en soient rendues....., etc., etc. »

S'il y a un peu d'exagération dans cette lettre, elle est bien permise à un homme qui a tant et si longtemps souffert. Ce sont les expressions touchantes d'un cœur reconnaissant, et j'avoue que je ne relis pas cette lettre pour la transcrire sans éprouver une agréable émotion; c'est qu'un médecin qui comprend la sainteté de sa mission ne se paie pas seulement avec de l'argent; la reconnaisance des malades, lorsqu'ils nous la témoignent, double et ennoblit le salaire: elle console le cœur de l'ingratitude de quelques-uns.

J'ai quelque temps hésité à confier au public les quelques témoignages que je publie cette fois en faveur de mon traitement; je ne l'ai point fait dans les précédentes éditions, bien que la matière ne m'eût pas manqué. Je m'y suis pourtant décidé par deux raisons: la première, c'est que je ne publie qu'une bien petite fraction de ce que je pourrais publier; la seconde, c'est que je crois qu'il n'y a point de honte à publier la vérité, même alors qu'elle peut être profitable à celui qui la publie. Si le mensonge parfois se crie sur les toits avec une impudence qui étonne, pourquoi donc ne serait-il pas permis de déposer sans bruit et sans éclat quelques faits dont chacun peut vérifier la véracité, dans un écrit uniquement consacré à ceux qui sont intéressés à les connaître et à les apprécier ?

GASTRALGIE, SUITE D'ÉPUISEMENT.

TROIS ANS DE MALADIE.

TROIS MOIS DE TRAITEMENT. — GUÉRISON.

SEPTIÈME OBSERVATION. — DOSSIER N° 238.

M. Éd. B...., âgé de vingt ans, d'une constitution lymphatique nerveuse, se remit entre mes mains vers la fin de novembre 1841. Ce jeune homme avait vu ses facultés digestives s'affaiblir et s'éteindre presque entièrement par suite des excès où la fougue de sa jeunesse l'avait entraîné. Obligé pour une maladie contractée de suivre un traitement long et assez énergique, son estomac avait dès ce moment commencé à ressentir de cruelles atteintes; du reste, aucune maladie particulière n'avait signalé l'invasion du fléau qui le rendait à vingt ans plus faible qu'un vieillard débile; ses forces avaient diminué peu à peu; il se soutenait à peine et ne pouvait absolument rien digérer sans éprouver des douleurs atroces; il avait alternativement une constipation opiniâtre ou une diarrhée qui l'affaiblissait encore et le mettait quelquefois hors d'état de pouvoir se lever.

Le traitement du malade, commencé à Paris, fut

interrompu d'abord, puis continué à la campagne. Il se composa des bains gélatino-alcalins, du sirop sédatif spécialement composé d'après ma formule, des pilules sédatives et des pilules fondantes.

Le 8 février 1842, le malade m'écrivait :

A....... le 8 février 1842.

MONSIEUR,

« Grace à vos bons conseils, au régime que vous
» m'avez prescrit et que j'ai rigoureusement suivi,
» mon état de santé s'améliore tous les jours et je me
» vois marcher à un rétablissement complet ; il ne me
» reste plus maintenant qu'à vivre sobrement, et je
» suis bien persuadé que je ne saurai plus dans six
» mois si j'ai eu une gastrite.
» C'est à vous que je le devrai, Monsieur, et je vous
» remercierai du fond du cœur, etc., etc.»

GASTRITE AIGUE,

DÉBUTANT PAR UNE FIÈVRE INTERMITTENTE.

AFFECTION MÉCONNUE ET TRAITÉE PAR LE SULFATE DE QUININE.

TRAITEMENT INCOMPLET.

HUITIÈME OBSERVATION. — DOSSIER N° 245.

L'observation qu'on va lire pourrait faire suite au chapitre intitulé : *Des erreurs où l'on peut tomber sur le diagnostic des maladies*, mais je la donne ici pour montrer que le malade qui entreprend de suivre un traitement régulier ne doit pas se laisser influencer par les pronostics décourageans de son entourage, et qu'il doit aussi suivre simplement les instructions qu'il reçoit de son médecin sans y rien changer de son chef. Je laisse ici parler le malade, homme érudit, et qui rend très bien compte de son état.

Saint-H....., le 27 novembre 1840.

« La lecture que je viens de faire de votre ouvrage » m'a fait concevoir le projet de m'adresser à vous à » l'effet d'en obtenir quelques conseils sur l'état de » ma santé qui va toujours en dépérissant. Voici quel » a été et quel est mon état.

» Jusqu'à l'âge de vingt-neuf ans, j'ai eu une santé » à toute épreuve; rien ne m'incommodait, je n'avais » pas besoin de choisir mes alimens, tout me conve» nait et me profitait; le régime assez monotone du » séminaire où j'ai passé quatre ans ne m'a pas nui » un seul instant, et je suis entré au ministère pa» roissial sans avoir éprouvé la plus légère incommo» dité. Pendant les six premières années de mon mi» nistère, je me suis également très bien porté, » malgré le travail excessif occasionné par le service » d'une paroisse voisine de la mienne. Au mois de » septembre 1837, j'eus des accès de fièvre qui me » prenaient tous les deux jours; pour chasser ces ac» cès on m'ordonna de prendre du sulfate de quinine; » j'en pris en assez grande quantité; comme ces accès » revenaient toujours je pris une foule d'autres re» mèdes plus ou moins malfaisans, mais toujours très » forts et très irritans; quand les accès de fièvre eu» rent disparu, je me sentis alors atteint de fortes » douleurs, tantôt au ventre, tantôt au haut de la » poitrine, mais principalement au creux de l'esto» mac; c'est la maladie que j'ai et qui dure encore; » depuis deux ans et demi qu'elle s'est manifestée, » elle a subi plusieurs modifications; j'ai plus ou » moins souffert, mais je n'ai pas changé d'état; j'ai » cru remarquer en moi tous les symptômes qui ca» ractérisent la gastrite. Au moment de mes princi» pales souffrances qui étaient lorsque la douleur se » faisait sentir au creux de l'estomac, j'avais des idées » extrêmement sombres, désespérantes; j'éprouvais » parfois une irritabilité de caractère dont je ne pouvais » me rendre compte; la digestion se faisait pénible-

» ment; j'avais des renvois fréquens et acides; ces
» renvois ont lieu parfois après la digestion, mais
» alors ils ne sont pas acides; cet état de malaise
» continuel me porta à consulter un médecin, qui,
» en voyant mon teint frais et coloré, me rit au nez
» et me dit que ce n'était rien, que c'était purement
» nerveux, que je serais bientôt guéri et qu'il fallait
» se distraire; j'ai essayé de me distraire; mais ce re-
» mède ne m'a pas guéri; j'en suis toujours au même
» point; seulement depuis quelque temps j'ai observé
» que le mouvement des voitures renouvelle en moi
» ces douleurs intérieures; elles commencent à se
» faire sentir au ventre et montent peu à peu jus-
» qu'au creux de l'estomac; pareillement si je reste
» assis un peu de temps la même douleur se fait
» sentir assez vivement; j'éprouve aussi des tiraille-
» mens, une disposition au sommeil immédiatement
» après le repas; les matières fécales que j'ai eu la
» curiosité d'examiner cet été étaient entièrement
» dures, et accompagnées d'une petite quantité de
» cette matière blanchâtre que je ne connaissais pas;
» les constipations les plus fortes n'ont duré que deux
» fois vingt-quatre heures; mais elles sont presque
« habituelles; toutes ces observations m'ont fait
» croire que mon mal n'était pas purement nerveux
» et qu'il fallait y apporter un remède autre que la
» patience; j'avais déjà perdu tout espoir de guéri-
» son; mais ayant lu votre excellent ouvrage j'ai cru
» reconnaître là mon mal et y découvrir le remède.
» Cependant comme je pourrais me tromper, je vous
» prie, monsieur, de vouloir bien me dire si vous
» croyez d'après les renseignemens que je vous donne

» que mon mal soit la gastrite, et quels sont les mé» dicamens que je dois employer; voici les indications » que je puis vous donner sur ma personne.

« J'ai trente-deux ans, j'ai le teint frais et très co» loré; je suis en apparence l'image de la santé; mes » cheveux sont noirs; je suis prêtre, curé dans une » paroisse de la campagne, au diocèse de Toulouse, » je n'ai d'autre occupation que le ministère pastoral; » je mène une vie sédentaire, je fais trois repas par » jour, à huit heures le déjeûner, excepté le diman» che, à midi le dîner, et à huit heures le souper, » et de suite après je me couche; mon pouls est faible; » je ne puis tenir ni porter rien de pesant à la main » sans ressentir une forte douleur à l'estomac; j'avais » une forte voix pour le chant; mais depuis que je » suis ainsi tracassé, je ne puis chanter qu'à demi» voix et très peu; ma maison est située au midi; » lorsque le temps veut changer j'éprouve un malaise » qui n'est pas ordinaire, quelquefois même de vives » douleurs à l'estomac lorsque le temps doit être bien » mauvais. Je ne sais, monsieur, si j'en aurai assez » dit pour vous fixer sur mon état; je vous serai infi» niment obligé si vous daignez m'honorer d'une » réponse; j'ose l'attendre de votre bienveillance.

» F...., CURÉ DE ST..... »

Bien évidemment ici, il y avait eu gastro-entérite aiguë, affectant dans ses paroxismes de fièvre le type intermittent; le médecin avait été induit en erreur par ce caractère, pourtant assez commun dans ces sortes de phlegmasies, et avait produit un grand mal en administrant le sulfate de quinine; puis le malade à son tour avait achevé d'aggraver son état par des remèdes empiriques qu'il prenait avec la même légèreté qu'il en a mis plus tard, ainsi qu'on va le voir, à repousser ce qui pouvait le sauver.

Je prescrivis à ce malade un traitement convenable; mais ne songeant pas aux exigences de sa profession qui, entr'autres choses, lui interdisait de prendre quoi que ce soit avant la célébration de la messe, je lui prescrivis plusieurs choses qu'il devait exécuter *à jeun*; ce que ne pouvant faire, le malade prit sur lui pour certaines de mes prescriptions, de ne point les exécuter du tout, et pour d'autres de prendre le soir ce qu'il devait prendre le matin et cela sans m'en avertir.

Il arriva ce qui doit nécessairement arriver lorsque des choses importantes sont supprimées dans un traitement où tout s'enchaîne logiquement, et que d'autres sont faites différemment qu'elles ne sont indiquées; voici la lettre qui suivit :

St-H..... 29 janvier 1841.

« Je dois vous prévenir, monsieur, qu'il ne m'a pas » été possible de prendre les derniers bains le matin; à » cela près, je crois avoir bien exécuté vos prescrip- » tions, excepté cependant pour la marmelade.

» Hier 28 du courant quatorzième jour de mon ré- » gime, j'ai commencé à faire usage de la marmelade » de santé que vous m'avez fait envoyer et pour ne » pas intervertir l'ordre de mes exercices ordinaires, » j'ai jugé à propos de la prendre le soir en me cou- » chant. A peine l'eus-je fait que quelques minutes » après j'avalai un demi-verre d'eau sucrée comme le

» prescrit l'instruction sur ce médicament. Cependant » comme il n'est pas dit qu'il faut le prendre de suite, » la crainte s'est emparée de moi et m'a empêché de » dormir. Aujourd'hui à mon lever je suis allé à la » garderobe une seule fois; après la messe j'ai pris » un autre demi-verre d'eau sucrée parce que j'éprou- » vais un malaise qui ne m'était pas ordinaire; et ce » malaise a duré toute la journée. J'ai bien souffert » tout aujourd'hui; j'ai eu froid partout; et mon » estomac a été plus gêné que de coutume. Cela vient » peut-être de ce que je pris la marmelade sur la di- » gestion de mon souper dont je ne changeai pas » l'heure; je n'en sais trop rien; aussi je vous écris au- » jourd'hui afin que vous me disiez bien exactement » de quelle manière dans ma position je dois m'y » prendre pour rendre ce remède efficace et bienfai- » sant.

» Dans le cas où vous me prescririez de le prendre » le soir, faudra-t-il avancer le souper? A quels mo- » mens faudra-t-il boire le bouillon de veau ou l'eau » sucrée? Y aura-t-il quelque chose à faire le lendemain » dans le cas de malaise ou de souffrance? Dans le cas » où vous m'ordonneriez de ne prendre ce médica- » ment que le matin, pourrai-je le prendre après avoir » dit la messe, ou bien faudra-t-il ce jour-là se priver » de sortir et de dire la messe; à quelle heure faudra- » t-il boire l'eau sucrée ou le bouillon? etc.

» Fixez-moi bien et je ferai exactement ce qui me » sera prescrit; j'aurais bien voulu vous épargner la » peine de mettre aussi souvent la main à la plume; » mais je vous assure que je ne m'attendais pas à être » dans l'embarras pour l'usage de la marmelade. C'est

» cependant de tous les médicamens celui que je re-
» doute le plus; la seule idée de son goût me donne
» des frissons. J'espère que vos renseignemens calme-
» ront un peu ma frayeur.

» Au moment où je termine la lettre j'éprouve de
» fortes douleurs dans les entrailles et à l'estomac;
» tout cela ne me rassure pas.

» F..... Curé de St..... »

Je ne tardai pas à recevoir la troisième lettre suivante qui me parvint par le courrier du lendemain.

St-H....., 30 janvier 1841.

« L'accident que je vous ai signalé hier s'est aggravé
» dans la nuit du 29 au 30; une inflammation d'en-
» trailles s'est déclarée et je suis au lit en proie à des
» douleurs inexprimables. Pour me soulager, je me
» suis fait administrer quelques lavemens faits avec
» de la graine de lin; néanmoins le feu se fait toujours
» sentir dans les entrailles. Je suis obligé de faire
» appeler un médecin de Toulouse qui va m'ordonner
» de suite de mettre votre régime et vos médicamens
» de côté. Je suis bien malheureux qu'un pareil acci-
» dent soit survenu. Je pense qu'il faut l'attribuer à
» l'imprudence que j'ai commise de prendre la mar-
» melade sur la digestion du souper. Le sirop et les
» pilules me faisaient beaucoup de bien; soulagez-
» moi si vous le pouvez, je vous en prie de grace.
» Je suis bien souffrant. »

» F..... Curé de St..... »

Il n'y avait aucune inflammation d'entrailles comme on peut bien le penser, et s'il y avait quelque chose d'enflammé c'était uniquement l'imagination du malade; ce qu'il éprouvait n'était autre chose qu'une sorte d'indigestion occasionnée par la prise d'un médicament évacuant pendant que la digestion du souper était en train de s'opérer; toujours est-il que cela m'inquiétait de savoir, à une aussi grande distance surtout, un malade doué d'une imagination aussi impressionnable sous l'influence d'un accident dont on pouvait lui exagérer la gravité; la lettre suivante que je reçus presque aussitôt me tranquillisa complètement.

St-H....., 4 février 1841.

« Je me hâte de vous prévenir que l'irritation cau-
» sée par mon imprudence n'a point eu de suite fâ-
» cheuse. Cette inflammation qui s'annonçait avec
» tant d'intensité a totalement disparu grace aux la-
» vemens que j'ai pris et à la tisane de veau dont je
» me suis abreuvé. Si à raison de mon imprévoyance
» je mérite d'être un peu semoncé ne m'épargnez
» point; parlez en maître, vous serez écouté. J'ai déjà
» repris mon régime à ma grande satisfaction; car
» j'éprouve beaucoup de mieux depuis que j'ai com-
» mencé l'usage du sirop et des pilules. Mon estomac
» se fortifie, et les idées noires et décourageantes se
» présentent moins fréquemment. J'ai reçu hier 3 fé-
» vrier votre lettre du 30 janvier qui m'a beaucoup
» rassuré. Je m'attendais un peu à ce que vous me
» tiendriez un langage capable de me porter à mé-

» priser tout ce qu'on pourrait me dire sur mon état » et sur mon régime; aussi je vous assure que je » me rendrai désormais à vos conseils et que je re- » garderai comme non avenu tout ce qu'on pourra » faire et dire pour me décourager.

» Je suis près de finir la seconde topette de sirop; » il ne me reste donc plus que la troisième; je n'ai » qu'une douzaine de pilules à prendre de la pre- » mière boîte et celle de la deuxième qui est tout » entière. Décidez vous-même ce qu'il y a à faire pour » l'envoi des médicamens afin qu'il n'y ait point d'in- » terruption dans le régime; je crois qu'il ne faudra » pas tarder à renouveler mes provisions de ce » genre.

» Aujourd'hui je suis très bien; j'ai remarqué ces » jours derniers que les matières fécales étaient ac- » compagnées de certaines choses semblables à des » morceaux de peau; c'était sans doute cette secrétion » blanchâtre dont vous faites mention dans votre » ouvrage.

» F..... Curé de St..... »

Cette parfaite sécurité ne fut pas de longue durée; car quelque temps après, et au moment où il allait de mieux en mieux, ce pauvre malade fut rencontré dans la campagne par un de ses paroissiens qui lui dit qu'on lui avait trouvé *mauvaise mine* à la grande messe du dimanche; il n'en fallut pas davantage pour le déses- pérer et il m'écrivit une longue lettre où il me fit voir des craintes si folles que je me crus obligé à l'engager moi-même de cesser tout traitement et à se borner à suivre un régime adoucissant; j'espère qu'il aura suivi mes conseils.

Je demande pardon pour la longueur de cette observation; mais elle renferme d'utiles enseignemens dont chacun pourra faire son profit et moi tout le premier.

GASTRITE GRAVE,

SUITE D'ÉCARTS DE RÉGIME ET D'USAGE IMMODÉRÉ DES BOISSONS ALCOOLIQUES.

GUÉRISON TRÈS PROMPTE. — UNE SEULE CONSULTATION.

NEUVIÈME OBSERVATION. — DOSSIER N° 250.

Le malade dont l'observation va suivre a été dirigé dans son traitement par son médecin ordinaire qui se trouvait en même temps son parent; c'est un avantage que je n'ai pas toujours rencontré, mais dont j'ai toujours profité avec empressement. C'est ainsi que dans l'intérêt de la science et de l'humanité, les médecins devraient mettre un peu de côté leur amour-propre personnel pour ne songer qu'au soulagement de leurs malades; ce malade au reste a été si promptement guéri qu'il ne m'a plus écrit, ce qui, par parenthèse, arrive assez souvent aux gens de la campagne; de sorte que je n'aurais rien su de l'heureux et prompt résultat du traitement que j'avais conseillé, si un autre malade des environs ne me l'eût annoncé en réclamant mes conseils pour lui-même.

Voici la note que je reçus; elle est rédigée par le médecin.

MÉMOIRE A CONSULTER.

Du 25 janvier.

« M. V......., homme marié, âgé de 34 ans, né » à C...., département de la H.-G., il habite S.-G., » même département depuis environ dix ans; son » logement, sa nourriture et ses vêtemens ont tou- » jours été sains.

» M. V....... est d'un tempérament bilioso-nerveux, » d'une constitution frêle, mais néanmoins ayant » beaucoup de force; de la taille de 1 mètre 73 cen- » timètres; ses cheveux, ses sourcils et sa barbe sont » châtain foncé; il n'a nul vice de conformation; » son caractère est vif et emporté; il serait assez gai » s'il n'était préoccupé de sa maladie; la peau du vi- » sage est terne, pâle; il s'est livré dans sa jeunesse » un peu aux boissons spiritueuses et alcooliques; » depuis son mariage, il y a neuf ans, il mène une » vie sobre et rangée; il a été employé dans l'adminis- » tration des Ponts-et-Chaussées, comme conducteur; » maintenant il remplit les fonctions d'agent-voyer » en chef dans les chemins vicinaux pour l'arron- » dissement de S.-G.

» M. V....... est atteint depuis environ six ans d'une » gastrite qui a sans doute passé à l'état chronique, » les signes suivans l'indiquent parfaitement; d'a- » bord, difficulté à digérer et parfois vomissement, » renvois acides après avoir mangé, pesanteur et » sentiment de malaise à la région de l'estomac, » gonflement pénible du ventre pendant la digestion,

» presque toujours constipation opiniâtre, rendant » avec peine des matières dures qui ressemblent à des » petites noisettes; cet ensemble de symptômes se » trouve exaspéré lorsque la muqueuse gastro-intes- » tinale se trouve surexcitée par l'effet d'une cause » intérieure ou extérieure.

» D'après la constitution de M. V......., nous ne se- » rions pas éloigné de caractériser sa maladie de gas- » tralgie; du reste à quelque chose près la médication » nous semblerait être la même dans le traitement » des deux affections; quoi qu'il en soit, c'est au pra- » ticien savant et éclairé à qui nous consultons, qu'il » appartient d'apprécier le genre de la maladie.

» La médication qui nous parait la plus méthodi- » que et la plus rationnelle, est sans contredit la mé- » thode évacuante et l'emploi des calmans le plus » en usage, joint à ce traitement une alimentation » adoucissante, lactée et végétale : traitement parfai- » tement prescrit par le célèbre auteur de l'ouvrage » intitulé la *Gastrite, considérée dans ses effets, dans* » *ses causes et dans son traitement*; seulement, qu'il » nous soit permis d'ajouter à ce traitement l'applica- » tion de six ou huit sangsues à l'anus, toutes les fois » que l'irritation de la membrane muqueuse gastro- » intestinale se manifeste.

» Dans l'intérêt de M. V......., notre parent, nous » prions très instamment M. le docteur Besuchet » de vouloir bien nous éclairer de ses lumières, en » nous adressant une consultation très motivée; si de » plus amples renseignemens lui étaient nécessaires, » je me ferai un devoir de les lui fournir.

» C...., CHIRURGIEN. »

« De l'aveu de M. V......., il parait qu'il s'est livré » avec un peu d'excès dans sa jeunesse, c'est-à-dire, » jusqu'à l'âge de vingt-six à vingt-sept ans, à l'u- » sage des boissons alcooliques, particulièrement » l'eau-de-vie; l'abus de cette liqueur ne pourrait il » pas être une cause prédisposante de cette maladie? » Ne pourrait-il pas également avoir provoqué une » altération profonde dans les membranes de l'esto- » mac, et déterminer consécutivement une névrose » de cet organe (gastralgie); nous serions presque » porté à le croire; quoi qu'il en soit, il est de toute » rigueur que M. V......., se soumette à un régime sé- » vère; ses alimens doivent être pris dans la classe » des végétaux, dont la qualité pourra convenir à » son estomac, le laitage, le fruit cuit, etc., éviter les » passions vives et emportées qui dominent en lui; » par ce régime, nous espérons que les moyens thé- » rapeutiques conseillés par M. le docteur Besuchet » obtiendront un résultat heureux et des plus satis- » faisans. »

OBSERVATION.

« Le malade soussigné observe que depuis son bas » âge, il a souvent des coliques, qu'il a fait plusieurs » maladies graves qui lui ont fait administrer beaucoup » de remèdes, qu'à l'égard des excès, il ne s'y est pas » bien livré et qu'il n'a jamais eu de maladies secrètes, » qu'il fait usage de *la pipe* depuis longtemps, que sa » constipation depuis cinq mois est extrême puisqu'il » ne va à la selle qu'avec des lavemens qui souvent ne » le soulagent guère ; il se réclame à M. Besuchet,

» seule ressource qui lui reste pour améliorer ses
» souffrances, avec prière de lui faire une prompte
» réponse et même de lui adresser *à la fois les remèdes*
» *convenables de Paris*, si toutefois il croit qu'on ne
» puisse les préparer ici.

» A S.-G......., le 15 janvier 1841.

» V.......,
Agent-Voyer de l'arrondissement de
» S.-G....... »

GASTRITE.

TREIZE ANS DE MALADIE. — GUÉRISON EN QUELQUES MOIS.

DIXIÈME OBSERVATION. — DOSSIER N° 266.

Cette observation, que la correspondance interrompue du malade ne m'a pas permis de rendre complète, a mérité de trouver place ici à cause de la clarté avec laquelle la nature des souffrances est indiquée. Rien de plus précis ne peut être dit sur le siége du mal et sur son intensité. On voit ici la gastrite sous sa véritable physionomie.

N...., 18 février 1841.

MONSIEUR,

« Dernièrement au mois d'août étant aux eaux de » Bains, j'entendis parler de vous avec tant d'avantage » que depuis j'ai toujours conservé le désir d'user de » vos consultations; mais malheureusement je n'avais » pu me procurer votre adresse et ce n'est que par » un pur hasard que j'y suis parvenu ; je dis hasard, » parce que c'est en jetant les yeux sur le *Constitutionnel*,

» que je vois très rarement, que j'ai vu l'annonce de » votre ouvrage sur la gastrite: aussi je me suis em» pressé d'en faire faire l'emplette par un conducteur » de notre administration.

» Aussitôt en mon pouvoir j'en ai dévoré plutôt » que lu le contenu ; puis après l'avoir médité je » me suis convaincu que je pouvais me confier à son » auteur qui a su si bien préciser tous les symptômes » de cette cruelle maladie. Je viens sans crainte et » avec tout l'espoir sinon d'une guérison pleine » et entière, mais de passer à un état plus supporta» ble (car je crois que je serais déjà trop heureux), » vous consulter et vous prier de m'aider de vos » conseils pour qu'il me soit permis encore une fois » de jouir du bonheur de la vie. Vous trouverez sans » doute ma confession un peu longue; mais quand » on souffre depuis aussi longtemps, il est bien des » détails que n'ont pas ceux qui sont atteints récem» ment; je crois, du reste, me conformer à la recom» mandation que vous avez eu soin de mettre à la fin » de votre ouvrage.

» Dans le courant de 1828, j'ai commencé à » éprouver de grandes difficultés à digérer et j'ai » même été obligé de tenir un régime pendant un » certain temps; j'ai repris insensiblement ma nour» riture ordinaire; mais de temps en temps des » indigestions sans les avoir provoquées, une con» stipation opiniâtre, des matières très dures en» veloppées de sécrétions blanchâtres. Cependant » j'avais récupéré mes forces et je vaquais à mes oc» cupations comme auparavant; je pensais qu'avec » du ménagement cela disparaîtrait. Je suis venu

» dans cet état jusqu'en 1838; seulement en 1834 » j'ai été atteint, comme beaucoup de monde alors, » d'une cholérine qui n'a pas laissé que d'affaiblir » encore un peu mon estomac. Obligé de quitter le » pays où j'étais pour venir occuper un emploi au » bureau des Messageries Royales à N...., emploi » qui demandait beaucoup plus d'assiduité que » celui que j'avais antérieurement, je suis resté » encore deux ans, non pas dans un état de santé » entière, car j'éprouvais toujours des indigestions » fréquentes et toujours les mêmes difficultés pour » aller à la selle, mais enfin je pouvais m'alimenter » et je supportais mon mal toujours avec la même » patience. Au mois de septembre 1838 le mal devint » plus violent; des indigestions continuelles au point » que je fus obligé d'arrêter et de me confier à un » médecin qui m'ordonna une application de sang- » sues à l'estomac, des boissons et des frictions avec » de la pommade d'Othenriette qui me causa de bien » vives douleurs. Je n'ai encore été arrêté que quel- » ques jours; mais il m'a fallu suivre un régime bien » sévère; et tous les jours des lavemens, sans quoi » point de selles. Tout en souffrant continuellement, » soutenu seulement par le courage, je suis resté ainsi » jusqu'au mois de juillet dernier: le mal étant à » son comble, il n'y avait pas moyen d'aller plus » loin; nouvelle visite du médecin qui m'ordonna » une application de vingt sangsues à l'estomac, » quelques boissons et pendant vingt jours des bains » de deux heures chacun; lorsqu'enfin je pus sup- » porter quelques bouillons maigres, sur l'avis du » docteur je partis prendre les eaux de Bains, qui

» ne m'ont pas été très favorables, car je suis revenu
» à peu près dans le même état que j'étais parti. Depuis
» ce temps je n'ai pas encore pu acquérir des forces
» assez pour reprendre mes occupations; seulement
» en usant de beaucoup de précautions je puis un
» peu mieux supporter les alimens. J'ai des douleurs
» presque continuelles dans toute la région de l'esto-
» mac, souvent des brûlemens; de temps en temps
» les douleurs se font sentir dans les épaules et le
» dos; des grouillemens dans le côté gauche de l'es-
» tomac, des vents qui remontent continuellement à
» la gorge, tantôt inodores, tantôt acides, et souvent
» empreints de l'odeur des alimens, la langue un peu
» blanche et toujours chargée au centre; après avoir
» mangé, un redoublement de malaise à l'estomac,
» le ventre gonflé; souvent il me survient des froids
» glacials vers les quatre et cinq heures du soir et
» vers minuit, avec des redoublemens de douleurs à
» l'estomac, ce qui me présage presque toujours des
» indigestions. A travers tout j'ai toujours conservé
» assez d'appétit et n'éprouve aucun dégoût; j'éprouve
» aussi souvent de grandes faims et cependant j'ob-
» serve tellement mon régime que je crois que je ne
» mange pas une bouchée plus un jour que l'autre.
» Parfois des migraines et des maux de tête; très sou-
» vent en marchant j'éprouve des vertiges au point de
» tomber. J'ai toujours continué de prendre tous les
» deux jours des lavemens d'eau de son qui me font
» assez bien évacuer, les selles seraient trop pénibles
» et trop rares. Un mauvais sommeil presque tou-
» jours interrompu par les douleurs de l'estomac ou
» des gonflemens qui me gênent la respiration. Le

» régime que je suis est ainsi: le matin de sept à » huit heures une soupe au beurre coupée de lait, à » midi une soupe au bœuf plutôt maigre que grasse; » tantôt un œuf à la coque ou au lait, tantôt des » purées de légumes avec un peu de beurre, presque » toujours des pommes de terres cuites sous la cendre, » un peu de pain et deux verres d'eau pure adoucie avec » un peu de sucre; le soir vers six et sept heures une » chopine de lait cuit et sucré avec un petit pain; » après mon dîner je fais une promenade d'une heure » et demie et les autres intervalles de la journée sont » occupés à me chauffer, ne pouvant me livrer à au- » cun travail, chose bien terrible pour moi qui » n'avais jamais eu un moment de relâche et qui ne » trouvais de véritables distractions que dans ma » besogne. J'ai essayé quelquefois à prendre un peu de » blanc de poulet et de veau; mais les souffrances que » j'en ai éprouvées au bout de quatre à cinq heures, » prolongées quelquefois pendant deux jours, m'y ont » fait renoncer.

» Voici, monsieur, ma pénible position et sur » l'honneur je me crois plus malheureux qu'un galé- » rien ; je n'ai pas de fortune et chaque jour je vois » consommer le fruit de mes économies, sans pouvoir » entrevoir le jour où je pourrai me livrer de nouveau » au travail qui est nécessaire à mon existence et à » celui d'une mère qui n'a que moi pour soutien. » Je suis prêt à sacrifier mon dernier sol pour sortir » de cette terrible position ; car à trente-six ans avec » de la santé il me resterait encore de la marge pour » regagner le temps perdu.

» Je n'ai rien à vous recommander ; je compte sur

» vos conseils et vos ordonnances, persuadé d'a-
» vance que vous y apporterez tous vos soins. Si dans
» quelques mois il m'arrive le bonheur de récupérer
» une partie de cette précieuse santé, je me ferai un
» plaisir d'entreprendre le voyage de Paris pour re-
» mercier celui à qui je devrai plus que la vie.

» J'ai l'honneur d'être, avec une parfaite considéra-
» tion, votre tout dévoué serviteur.

» G.......... »

DÉPLACEMENT DE LA MATRICE

OCCASIONNANT DES ACCIDENS QUI ONT FAIT CROIRE A L'EXISTENCE D'UNE GASTRITE.

ONZIÈME OBSERVATION. — DOSSIER N° 269.

J'ai donné l'histoire de quelques malades chez lesquels des symptômes mal interprétés avaient fait croire à l'existence de plusieurs affections, soit de la tête soit du cœur, tandis qu'il s'agissait tout simplement d'un trouble plus ou moins notable dans les fonctions digestives. L'observation qui va suivre nous montre une dame qui était depuis longtemps affectée d'un déplacement de la matrice (antéversion), et qui était persuadée d'après l'avis de ses médecins qu'elle avait une gastrite; erreur non moins grave que je soupçonnai dès les premières lettres que m'écrivit la malade, et qui fut pleinement vérifiée à son arrivée à Paris; disons cependant qu'il y avait bien quelque chose du côté de l'organe digestif; mais ces accidens étaient loin d'avoir l'importance de la maladie principale dont ils n'étaient en quelque sorte que l'accessoire obligé. On trouvera peut-être cette observation un peu longue à cause de l'étendue des lettres; mais elles sont si bien écrites que je n'ai pu me décider à les tronquer; elles sont d'ailleurs essentielles à l'intelligence de l'observation.

L......, le 19 février 1841.

Monsieur,

« J'ai lu avec tout l'intérêt que peut prendre une » pauvre malade au récit de ses maux, votre petit » traité sur la gastrite. L'exposé si vrai, si juste que » vous y faites des souffrances morales et physiques » attachées à cette maladie m'inspire un vif désir de » vous consulter; car c'est déjà un soulagement que » d'être compris lorsqu'on souffre, et en vous lisant, » monsieur, on ne peut douter que vous n'ayez vous-» même ressenti, ou du moins bien observé les tris-» tes effets de cette cruelle maladie, tant vous dites » bien toutes les douleurs et le sentiment d'angoisse » qu'elle fait éprouver. Je vais donc essayer de vous » éclairer sur mon état. Pour cela, il est, je pense, né-» cessaire de remonter au commencement de ma » maladie qui date déjà de bien des années, et de » vous donner aussi un aperçu des divers traitemens » que l'on m'a fait suivre.

» J'ai 36 ans; mariée en 1827, je suis aujourd'hui » mère de cinq enfans que j'ai été assez heureuse pour » voir pousser comme de petits champignons malgré » le mauvais état de ma santé. J'en ai nourri quatre, » non sans beaucoup de fatigue mais avec bonheur; » pour le cinquième, qui a maintenant deux ans, l'on » ne m'a pas cru en état de le nourrir à l'époque où je

16

» suis accouchée Avant d'être mariée ma santé était » fort bonne; j'avais un bel embonpoint ; seule- » ment le sang me portait beaucoup à la tête, j'avais » souvent le visage trop coloré. Dès mon premier en- » fant ma santé se dérangea; je commençai par res- » sentir des douleurs nerveuses à la poitrine, un peu » plus tard je souffris de l'estomac, le ventre finit par » s'entreprendre aussi. A différentes époques je fus » traitée par des sangsues, grand nombre de bains, » diète sévère, régime débilitant très prolongé; j'ar- » rivai à ne pouvoir plus supporter les alimens les » plus légers. Ne sachant plus alors que faire de moi, » mon médecin me conseilla de changer d'air, de » boire du vin vieux et de me bien nourrir. Cela m'é- » tait devenu difficile. J'allai à la campagne chez des » amies, j'essayai le bon vin; mais je ne m'en trouvai » pas mieux. J'entendis alors parler d'un médecin de » Pontivy, M. M....., ayant de la réputation surtout » pour ce genre de maladie. Je fus le consulter. C'était » en 1835. Il me palpa le ventre, et crut reconnaître » du côté droit au-dessous des côtes l'existence d'une » tumeur. J'avais beaucoup plus de sensibilité de ce » côté que de l'autre, et à cette époque la marche » m'était très pénible. Il me fit garder le lit, et pen- » dant bien des jours me fit mettre des cataplasmes » composés de belladone, ciguë, mauve, morelle, » me prescrivit une alimentation simple mais nour- » rissante, me fit appliquer deux vésicatoires, et me » défendit les lavemens tant recommandés par le » médecin qui m'avait traitée précédemment. Il me fit » prendre pendant un certain nombre de jours et à » plusieurs reprises des pilules de cainça, et d'autres

» plus actives. Enfin, après huit mois de traitement » je revins à L......, sinon guérie, du moins dans un » état fort passable. Quelques mois après mon retour » j'eus malheureusement à pleurer la mort de ce bon » médecin qui était devenu mon ami. J'avais alors » trois enfans. Depuis j'en ai eu deux autres. Sur ma » dernière grossesse je fis une maladie grave qui s'an- » nonça par une vive douleur au côté gauche, sous » les côtes; je l'ai conservée jusqu'à mes couches, et » je la ressens encore de temps en temps. C'était dans » le principe une fluxion de poitrine; mais bientôt » les voies digestives s'entreprirent aussi, et cette fois » avec un caractère aigu. Une saignée (l'on m'en » avait fait encore une trois semaines avant), deux » applications de sangsues, des bains, une diète » cruelle, j'étais alors enceinte de six mois, on me » laissa vingt-deux jours sans manger. Mon estomac » ne pouvait supporter les tisanes ; l'eau sucrée » même déterminait des vomisemens; le bouillon de » poulet seul, pris en très petite quantité, me passait, » et cependant le médecin me le défendait parce que » j'avais de la fièvre. J'obtins pourtant de mon mari » de m'en donner plusieurs fois le jour, et même la » nuit; les vomissemens devinrent moins fréquens; » je pris sur moi de me nourrir un peu plus et cette » fois encore je me remis un peu en dépit de tout. » Trois mois après être accouchée je me retrouvai de » nouveau bien souffrante des voies digestives. Un » second médecin fut appelé. Mon médecin ordinaire » jugea une application de sangsues nécessaire, le » médecin consultant, au contraire, me conseilla l'u- » sage du fer. Je pris de l'eau du docteur Quesneville,

» et deux pilules de fer le matin, et deux le soir. » Mon état s'améliora sensiblement durant le premier » mois; l'appétit, le sommeil me revinrent, les selles » se rétablirent à peu près, je chantais déjà victoire; » mais au bout de ce temps je commençai à souffrir. » J'augmentai la dose du fer, mon malaise devint plus » grand, je l'essayai sous diverses formes et mêlé à » quelques amers, et je n'obtins jamais qu'un soula- » gement momentané. Voilà vingt-deux mois que cet » état dure, je souffre beaucoup, et ce qu'il y a de » pire, je ne sais plus que faire ni mon médecin non » plus, je crois.

» Maintenant, monsieur, je voudrais pouvoir vous » dire bien exactement quelle est ma situation ac- » tuelle. D'abord, c'est une grande souffrance après » les repas entre l'estomac et le ventre tout à fait en » travers. Puis une chaleur douloureuse au milieu des » reins un peu bas, elle se répand dans le ventre. J'ai » toujours dit à mes médecins, pour rendre la sensa- » tion que j'éprouve, qu'il me semble avoir à l'inté- » rieur une plaie bien au vif sur laquelle il se ferait » un frottement. La constipation est habituelle. Par » temps les matières sont recouvertes de glaires res- » semblant à des blanc d'œufs mal cuits. Souvent une » heure ou deux après le dîner, je suis prise de vio- » lentes coliques; elles déterminent presque toujours » une selle, d'abord de matières solides et qui se ter- « minent par un peu de dévoiement. Ces coliques » sont accompagnées de maux de cœur, d'envies de » vomir, d'une forte transpiration et d'un grand » affaissement après la selle. Ceci a lieu souvent après » un repas pris de bon appétit. Je n'ai pas de som-

» meil, et mes souffrances sont toujours plus vives la » nuit. Le ventre est souvent ballonné; j'éprouve » aussi des étouffemens, et quelquefois une chaleur » brûlante à la poitrine qui se répand dans la bouche » et me dessèche les lèvres; au milieu de tout cela je » n'ai point de fièvre, au moins c'est bien rare; pas » de rougeur à la langue, le visage toujours assez co- » loré; mais un grand dépérissement qui m'attriste » plus encore que mes douleurs, parce qu'il me fait » mieux apprécier la gravité de mon mal. Telle est ma » position. Je ne vous dis rien, monsieur, de mes souf- » frances morales; vous qui savez si bien observer, » vous les apprécierez aisément sans doute. Un carac- » tère plus ferme que le mien en aurait, je crois, bien » subi également l'influence. Cependant n'allez pas » me croire méchante ni même acariâtre; je fais tout » ce que je peux pour ne pas faire peser sur ceux qui » m'entourent la mauvaise disposition de mon esprit; » mais pour couler solitaires et silencieuses, mes lar- » mes n'en sont pas moins amères. La nuit surtout » dans mes longues insomnies, que de momens » affreux je passe, que personne ne soupçonne! mais » vous devez connaître tout cela.

» Le médecin qui me traite maintenant, et qui est » celui qui avait été appelé en consultation il y a vingt » mois, m'a souvent dit que je devais guérir et il me » repète encore qu'il faudrait peu de chose pour cela; » mais que le difficile est de le trouver. Mon Dieu! si » vous aviez ce bon secret, si vous pouviez seulement » améliorer mon état, combien je vous bénirais!

» Pour satisfaire à toutes les questions posées à la » fin de votre traité je dois vous dire que j'occupe un

» second étage situé au couchant, agréable en hiver, » trop chaud en été. Ma vie est triste et monotone, je » sors peu de chez moi. Toute application d'esprit et » exercices de corps me sont pénibles et fatigans. » Depuis assez longtemps je ne suis pas exactement » de régime; je déjeûne à dix heures avec un œuf mol- » let, une tasse de café au lait; entre deux et trois » heures je prends une beurrée; au diné, qui a lieu à » cinq heures, potage gras, viandes grillées ou rôties, » ou bien un ragoût et quelques légumes des moins » indigestes. Pour boisson de l'eau et du vin. Les aci- » des m'ont toujours fait beaucoup de mal, le lait ne » me passe plus bien non plus. En général les liquides » me fatiguent promptement l'estomac; je suis cepen- » dant souvent altérée, après le diné surtout; je bois » alors une très petite quantité d'eau pure. Je suis » sujette aux douleurs de tête que le mal de dents » vient souvent compliquer.

» Excusez, monsieur, la longueur de cette lettre; j'au- » rais désiré vous épargner une partie de ces détails; » mais j'ai pensé qu'ils vous seraient utiles pour » mieux apprécier mon état et vous faire juger le » traitement qui pourrait me convenir.

» Je vous prie d'agréer l'assurance de la considéra- » tion avec laquelle j'ai l'honneur de vous saluer.

» E...... G.........

» *P. S.* Je dois vous dire encore que dans les mé- » dicamens, je n'ai jamais pu supporter l'opium en » quelque petite quantité que ce fût.

» Mes cheveux étaient châtain clair lorsque j'étais » jeune, aujourd'hui ils ont une teinte plus foncée.

» Par suite de mes souffrances et de mes insomnies
» sans doute je les perdais tous, je me suis décidée
» à les faire raser.

» Avant d'avoir lu votre traité sur la gastrite j'é-
» tais résolue à essayer de la médecine de Le Roy;
» mais la connaissance de votre ouvrage en me ren-
» dant quelque confiance m'a fait abandonner ce
» projet. J'ai préféré vous consulter.

» J'attends avec bien de l'impatience, ainsi que
» mon mari, votre réponse à cette lettre. »

Je crus devoir demander à la malade des renseignemens nouveaux et particulièrement sur quelques points dont il n'était pas question dans la lettre; j'en reçus une réponse fort détaillée que je ne transcris point ici à cause de son étendue et aussi parce qu'elle ne roule que sur des accidens qu'il est inutile de consigner. C'est la lecture attentive de cette seconde lettre qui me fournit la première pensée, que la maladie principale pouvait bien être ailleurs que là où on la supposait; ma réponse se ressentit de cette conjecture et elle détermina la malade à prendre la résolution annoncée par la lettre suivante.

L......, le.....

MONSIEUR,

« Les remercîmens que je vous adresse pour votre
» bonne et bienveillante lettre ne me précèderont
» que de quelques jours à Paris. Je pars avec tous les
» doutes et les craintes que doivent m'inspirer mes
» souffrances et l'ancienneté de ma maladie, mais
» avec une entière confiance en vous. Je ne prétends

» pas, monsieur, que vous puissiez faire un miracle » en ma faveur; si mon mal n'est pas guérissable je » sens que vos lumières et votre bonne volonté n'y » pourront rien; mais s'il y a du remède vous saurez » le trouver, j'en ai la conviction; aussi, suis-je bien » consolée et encouragée par l'assistance que vous » avez la bonté de me promettre; croyez que cela » seul sera toujours un motif suffisant pour vous as- » surer mon éternelle gratitude.

» Je n'ai pu apprendre sans un profond sentiment » de tristesse la perte douloureuse que vous avez à » déplorer; c'est une douleur qu'une mère peut com- » prendre et partager dans toute son étendue sans » l'avoir ressentie personnellement; aussi je vous » plains du fond du cœur, et au regret de vous savoir » si malheureux, se joint celui de n'avoir aucun titre » près de vous pour vous offrir des consolations; » mais vous saurez du moins, monsieur, que je par- » tage bien sincèrement votre peine.

» Mon mari est fort reconnaissant de votre bon » souvenir; il vous remercie de tout son cœur de vos » bonnes intentions pour moi, et vous prie de croire » qu'il s'estime heureux de pouvoir faire votre con- » naissance. Il n'a pas reçu de réponse de Paris, en » sorte que nous partons sans savoir où nous pour- » rons loger. Je penche toujours pour un quartier » un peu retiré, car je redoute beaucoup le bruit des » voitures. Nous ferons du reste tous nos efforts pour » trouver un logement dans une bonne exposi- » tion.

» Agréez, je vous prie, monsieur, les sentimens » d'estime et de reconnaissance d'une pauvre malade

» qui vous aime déjà pour le bien que vous lui
» voulez.

» Votre très humble et dévouée servante,

» E.-G........ »

A l'arrivée de la malade à Paris, je ne tardai pas à reconnaître que nous avions à combattre non une gastrite, mais, ainsi que je l'avais soupçonné, une affection de la matrice ; ce n'était heureusement qu'un déplacement ; alors m'effaçant tout à fait devant un état de choses qui ne pouvait plus être sous ma direction spéciale, j'engageai ma cliente à prendre conseil d'un homme plus versé que moi dans l'étude des maladies de cette nature et, sur mon avis, M. le professeur Marjolin fut appelé ; puis après avec son assentiment, un autre praticien vit assidument la malade et dirigea une méthode de redressement qui eut, je crois, un plein succès ; je dis : *je crois*, car à mon grand étonnement je ne reçus plus de nouvelles de ma malade, à laquelle pourtant j'avais témoigné assez d'intérêt et de désintéressement pour ne pas devoir m'attendre à un pareil oubli.

GASTRITE CHRONIQUE

AYANT SUCCÉDÉ A UNE AFFECTION AIGUE DE L'ESTOMAC.

DIX ANS DE MALADIE.

GUÉRISON EN MOINS DE DEUX MOIS.

DOUZIÈME OBSERVATION. — DOSSIER N° 314.

Cette observation se compose uniquement de deux lettres, l'une contenant l'histoire de la maladie et l'autre datée de quarante jours après, annonçant la guérison. Cette promptitude dans les résultats ne se rencontre pas toujours ; elle est prodigieuse et je ne croirais pas moi-même à une guérison si prompte pour une maladie qui datait de dix ans, si je n'avais eu l'occasion d'en acquérir la confirmation par un malade qui m'a été plus tard adressé par l'auteur de ces lettres ; de pareils faits n'ont pas besoin de commentaires, il suffit de transcrire.

M........, le 10 avril 1841.

MONSIEUR,

« D'après la connaissance de vos grandes lumières,
» reconnues dans votre ouvrage, que j'ai fait ap-

» porter de Paris, je viens me recommander à vous, » pour obtenir guérison d'une gastrite qui me fatigue » par intervalles de puis dix années. La première fois » en 1830, une constipation, un dégoût et des vo» missemens me prirent; je consultai, mais un peu » tard; il me fut appliqué des sangsues sur l'estomac » et à l'anus, des bains et un emplâtre saupoudré » d'une forte dose d'émétique sur l'estomac; il me » fut ordonné un régime, mais mal suivi; je » n'avais que vingt ans et je croyais qu'on ne pou» vait pas être malade; une constipation, diarrhée » parfois, dégoût, souvent malaise, tout cela s'en est » suivi pendant une année; alors cela commença un » peu à se passer; il s'en suivit que ma constipation » produisait une matière couverte d'une espèce de » blanc d'œuf mal cuit.

» En 1832, j'ai eu une rechute, mais moins mauvaise » et moins longue; toujours régime contraire à celui » ordonné; je buvais du vin, du café, des liqueurs; je » mangeais des alimens acides, sans pourtant faire « excès en rien; car je suis très sobre; toujours » constipation par intervalles; quand j'allais bien à » la selle, alors je me sentais tout-à-fait bien.

» En 1835, une rechute par un gros coup d'air. » On m'a saigné, appliqué des sangsues, des lave» mens en masse et la diète. Après un régime que j'ai » suivi un peu mieux que la première fois, et dont je » me suis bien trouvé, je n'ai plus eu de maux » d'estomac, ni de ventre, mais toujours constipa» tion par intervalles, matière comme des petites » noix, couvertes de ces espèces de glaires et blancs » d'œuf mal cuit; je restais deux et quelquefois trois

» jours sans aller à la selle; cela a fini par me don-
» ner parfois un mal de tête, et de la gêne dans tout le
» corps.

» En 1840, au mois de mai, j'ai senti du dégoût,
» des maux de tête plus souvent, et constipation jus-
» qu'au mois de septembre où il a fallu me poser des
» sangsues, et prendre des lavemens pour arrêter une
» diarrhée qui m'a duré quinze jours, et plus, si
» j'ose dire; dans les matières que les lavemens me fai-
» saient rendre, il y avait beaucoup de bile, jaune
» et verte; j'ai suivi un régime, mais peu de temps,
» et j'ai repris mes occupations ordinaires, ma même
» nourriture, qui est fort bonne, mon café tous les
» jours, avec mon petit verre de Cognac.

» Avec tout cela, je n'ai plus eu de maux de ventre,
» ni d'estomac, ni diarrhée, mais un peu constipé,
» et parfois mal à la tête. Ce mois de février dernier,
» je me suis senti gêné, dégoûté, constipé, sans pour-
» tant faire que très peu de glaires; mais il y a eu mal
» de ventre et d'estomac. Une saignée et des sangsues
» m'ont soulagé; mais il m'est resté une pesanteur
» sur l'estomac, des douleurs de ventre et de reins;
» malgré cela, j'ai mangé, et principalement de l'an-
» guille, croyant que cela me ferait aller du ventre;
» je buvais du vin avec de l'eau, et je me ména-
» geais peu; les douleurs de ventre et d'estomac m'ont
» repris; j'ai appliqué des sangsues deux fois sur
» l'estomac, des bains et des lavemens; cela m'a beau-
» coup soulagé; seulement, que la trop grande
» quantité de lavemens m'ont gonflé, sans pourtant
» me tendre le ventre, car je ne l'ai jamais eu tendu;
» des vents me venaient à la bouche et empêchaient ma

» digestion. Depuis dix jours, je suis tout à fait sans » douleur; ayant l'avantage d'avoir votre ouvrage, je » suis rigoureusement votre régime, et je m'en trouve » bien; mais encore, depuis deux mois, je ne vais à la » garderobe que par lavemens, un par jour; à dire vrai, » les matières ne sont pas sèches, mais glaireuses. » Comme je suis arrivé à l'âge de trente ans, je désirerais » guérir, et qu'ayant eu le bonheur d'avoir appris vos » grandes réussites sur cette maladie, je viens récla- » mer auprès de vous, monsieur, vos conseils et vos » médicamens, si vous voulez bien me les ac- » corder.

» Je suis jeune homme, peau pas très colorée, au » visage petite rougeur, surtout quand je suis un peu » plus constipé, je suis très vif et prompt; j'ai d'assez » grandes occupations que j'ai de différens genres » de commerces; je suis dans un pays passablement » sain; habituellement je mangeais deux fois par » jour, et quelquefois une seulement; je mange très » vite et mâche peu.

» Je suis fâché, monsieur, de ne pouvoir mieux » vous expliquer ma position; je désire, et je m'es- » timerais bien heureux, si vous pouviez bien la » comprendre, pour vouloir bien m'expédier vos bons » conseils et vos bons médicamens, afin que je puisse » guérir de cette ennuyeuse maladie.

» J'ajoute grandement foi à votre sirop et à votre » marmelade, etc., etc. L...., à M...... »

M........, le 20 mai 1841.

Monsieur,

« Sitôt que j'ai eu l'avantage de recevoir les mé- » dicamens que vous avez bien voulu me faire expé-

» dier, je me suis mis en mesure de suivre le traite-
» ment que vous m'ordonnez par votre ordonnance
» du dossier n° 374. J'ai le bonheur de pouvoir vous
» donner avis que j'en ai eu le meilleur résultat. J'ai
» gardé seulement un morceau du contenu de la boîte
» six jours sur l'estomac; cela fit un effet excellent et
» très rapide, attendu que la place où je l'ai mis était cou-
» verte de boutons que m'avaient fait sortir quelques
» frictions de pommade stibiée. J'ai pris et je prends
» encore l'excellent sirop, pilules et bains de la ma-
» nière ordonnée par vous. J'attends l'époque pour
» en faire autant de la marmelade de santé. Dans ce
» moment et même depuis le commencement du
» traitement je vais très bien; je n'ai pas senti la moin-
» dre douleur ni aigreur ni renvoi, ni maux d'esto-
» mac. Rien de mauvais que je puisse remarquer; la
» force me revient, je reprends mes occupations,
» en me ménageant en tout tant que possible; je ne
» me donne guère le temps de remarquer s'il y a con-
» tinuation de constipation, attendu que je prends un
» lavement tous les matins; il m'évacue assez pour ne
» pas en reprendre un second; je sens que cela m'af-
» faiblirait de trop. Dans les matières que je fais je
» ne remarque presque plus de glaires. C'est presque
» aussi naturel qu'on peut le désirer; je me modère
» beaucoup pour le manger. Je suis rigoureusement
» votre régime ordonné dans votre ouvrage page 53.

» J'ai encore une bouteille et demie de sirop, une
» boîte et demie de pilules. Dans la réponse que
» vous me ferez l'honneur de m'envoyer, vous me
» direz si cela peut suffire, si en tous cas le mal ne
» revient pas.

» Comme je suis dans un pays où il y a de bons

» fruits et autre chose, je vais vous donner une petite » note ci-jointe sur laquelle je vous prie de mettre » dessus à côté des articles nommés, oui si je peux » en faire usage, et non s'il faut que j'y renonce. Vos » conseils seront toujours suivis par moi; car je m'es- » time l'homme le plus heureux du monde, qu'il me soit » venu devant les yeux, votre bon ouvrage, et bien » plus encore votre ordonnance et vos médica- » mens.

» Si je peux continuer d'aller de mieux en mieux » comme je fais depuis un mois, je me propose » d'aller au mois de septembre à Paris, et si vous » voulez bien m'assurer me recevoir chez vous, soyez » persuadé, cher et respectable monsieur, mon sau- » veur, que je sentirai un parfait bonheur de pou- » voir de vive voix vous remercier, et vous dire que » sans vous la vie m'était à charge.

» Je pense, monsieur, que vous me ferez l'honneur » de me répondre, et le plaisir d'être assez bon pour » me faire les observations nécessaires sur la vie que » je dois régulièrement suivre afin d'éviter qu'il me » revienne cette maladie si cruelle.

» Recevez, monsieur, l'assurance de mes respects » distingués (1).

» L....... »

(1) Je n'ai pas cru devoir faire le moindre changement au style de ces deux lettres, dont j'ai seulement un peu modifié l'orthographe.

OBSERVATION INTÉRESSANTE

D'UNE GASTRITE GRAVE ET D'UN DÉPÉRISSEMENT GÉNÉRAL, QUI SE SONT DÉVELOPPÉS SUR UNE JEUNE PERSONNE AGÉE DE 22 ANS, PAR SUITE DE LA MALHEUREUSE HABITUDE DE BOIRE DU VINAIGRE, ET AUSSI PAR SUITE DE TRAVAUX EXCESSIFS ET DE VEILLES PROLONGÉES.

TREIZIÈME OBSERVATION. — DOSSIER N° 318.

Cette guérison a été un peu longue à obtenir, huit mois environ; la position particulière de l'intéressante malade et la difficulté qu'elle éprouvait à suivre un traitement régulier en ont été les principales causes. C'est une des guérisons dont mon cœur gardera le plus longtemps le souvenir à cause des bons sentimens que j'ai admirés tout le temps qu'a duré ma correspondance avec ma jeune malade; c'est tout à la fois une jouissance du cœur et une consolation aux douleurs de la vie que de rendre la santé à ceux qui en font un si noble usage. Je laisse encore cette fois parler la malade elle même; je me garderais bien d'ajouter une seule réflexion à de semblables lettres; heureuse la mère dont la fille en écrira de pareilles!

T. . . ., le 22 avril 1841.

« Venez à nous vous qui souffrez ; car
» nous avons beaucoup souffert nous-même.»

MONSIEUR LE DOCTEUR,

« Je souffre..... et je viens à vous, monsieur, je suis » jeune encore ; mais la misère et la maladie m'ont » minée et vieillie, et s'il me reste encore quelque » force morale pour lutter contre mes maux de cha- » que instant du jour et de la nuit, si je tiens encore » à l'existence, c'est pour ma pauvre mère qui n'a » plus que sa fille pour consolation sur la terre, ma » pauvre mère qui a connu de meilleurs jours!.....

» J'ai vingt-deux ans, la nature m'avait dotée d'une » santé robuste ; à dix-sept ans j'étais déjà si puissante » dans ma petite taille, que je ressemblais assez à *un* » *petit tonneau.* C'était du moins le surnom que mes » compagnes me donnaient. Ne voulant point servir » de point de mire à leurs méchantes plaisanteries, » gênée d'ailleurs moi-même par cet excès de santé, » je me mis à boire du vinaigre, d'après les conseils » d'une bonne femme ; j'en bus tant et tant que je » maigris, mais je ne tardai pas à tomber malade. » J'expiai par six mois de souffrance les conséquen- » ces de mon imprudence, disons mieux, de mon » ignorance. Cependant je renaissais à la vie, les for- » ces revenaient insensiblement lorsque mon père » mourut... Que ne suis-je morte à sa place!... D'au- » tres calamités se joignirent à cette perte irrépara- » ble ; des procès perdus, des tracasseries de toute » espèce ajoutèrent à mes douleurs et à celles de ma

» mère. Il ne nous resta que quelques débris de la » fortune de mon père et nos bras.

» Nous travaillâmes pour vivre ; mais ma santé se » délabra, une gastrite aiguë se déclara ; quelques re- » mèdes employés à temps endormirent momentané- » ment mes maux, mais ne les calmèrent jamais tout- » fait. Des sangsues, la diète, des vésicatoires, une » foule de sirops dont les noms m'ont fuie, voilà les » moyens qui furent mis en usage. J'existe encore, » monsieur, mais mon existence est une longue et » lente agonie ; si les malheureux qui ont beaucoup » souffert ont quelque droit à votre humanité, aidez » à une infortunée à vivre quelque temps encore pour » sa pauvre mère.

A.... V....

» *P. S.* Je suis ouvrière en lingerie, mon tempéra- » ment est nerveux, du moins autant que je puis le » croire ; la coloration de la peau du visage est d'un » blanc mat, quelquefois jaune suivant l'intensité de » mes douleurs ; mes habitudes casanières, mes pas- » sions douces et concentrées dans une seule : ma » mère. Que vous dire de mes repas ? j'en fais le moins » possible, car je souffre à la fois en mangeant et » après avoir mangé ; je dois cependant vous avouer » que j'ai obtenu de prendre un peu plus d'alimens, » et cela de quatre en quatre heures, ou à des dis- » tances plus éloignées suivant que mes occupations » me le permettent.

« Mon mal date depuis quatre ans, des douleurs » continuelles dans la tête, des douleurs dans l'esto- » mac surtout et dans le dos, des évanouissemens,

» des attaques de nerfs, des vomissemens fréquens » après avoir mangé. La constipation, le ventre fortement tendu et douloureux au toucher, tel est mon » état habituel.

» Je ne *vois* plus régulièrement, ce n'est qu'à des in» tervalles de temps plus ou moins grands, de trois en » trois mois, quelquefois plus tard. Une mansarde ex» posée au midi et propre compose notre demeure.

» Voilà l'exposé réel sinon fidèle de mes maux. Dai» gnerez-vous, monsieur, me donner quelque espé» rance et me guider dans la voie que je dois suivre.

« Votre excellent traité sur la gastrite que le hasard » aurait dû me faire tomber entre les mains quatre » ans plus tôt m'a fait un bien sensible. Achevez votre » ouvrage par vos conseils et votre expérience.

» V.... »

T.... le 29 mai 1841.

MONSIEUR,

« Que je vous remercie d'abord de tout le bien que » m'a fait la lettre que vous avez bien voulu m'adres» ser! Elle a apporté quelque trève à mes longues dou» leurs, elle m'a rendue à l'espérance que je ne con» naissais plus. Oh! merci, mille fois merci, monsieur, » de l'intérêt que ma position vous a inspiré; puisse » ma gratitude, puisse la satisfaction intérieure d'une » bonne action vous dédommager en quelque sorte des » maux que j'ai causés bien involontairement à votre » cœur sensible et généreux!

» J'ai fait usage (sitôt l'envoi de M. Colmet reçu) » de votre sirop sédatif et de vos pilules; grace à ces

» remèdes précieux, grace à vos consultations, mes » douleurs sont moins vives, mon estomac est moins » malade, ma tête moins appesantie, la constipation » moins sensible; j'ai pu dormir quelques heures pen- » dant la nuit, je suis moins triste, le moral plus fort » et ma mère partant plus contente. Elle vous bénit » dans son cœur vous et tous ceux qui vous sont » chers. Dieu qui aime ceux qui, comme vous, mon- » sieur, se consacrent au soulagement des malheu- » reux, exaucera vos vœux et nos prières, et la santé » reviendra sans doute encore.

» J'ai déjà donné à M. Besuchet un détail circons- » tancié de mes souffrances, de mes habitudes et de » mes passions; cette confession, si je puis m'expri- » mer ainsi, était fidèle; oui, monsieur, j'aime ma mère » par-dessus tout. C'est pour elle, pour rendre heu- » reux les derniers jours de sa vieillesse que je désire » recouvrer la santé; je n'ai point connu d'amour plus » vif, et si un sentiment non moins fort que celui-là » a pris place dans mon cœur, c'est la reconnaissance; » elle vous est assurée pour toujours. Comment sans » elle m'acquitter jamais de la dette que j'ai contrac- » tée envers vous, monsieur!

» Si j'ai une confidence à vous faire, bien qu'il en » coûte à mon cœur, c'est celle de notre pénurie; nos » ressources sont bien faibles, et si vous vouliez ajou- » ter à toutes vos bontés celle de me prescrire les re- » mèdes utiles à ma position, les dépenses devenant » alors moins fortes, je pourrais plus longtemps » suivre les conseils que vous avez bien voulu me » donner.

» Serais-je assez heureuse, monsieur, pour recevoir

» sous peu une de vos lettres? Elles font tant de bien ! » Daignerez-vous aussi prendre en considération la » demande que j'ai osé vous faire dans le précédent » paragraphe de ma lettre?

» A.... V.... »

T. . . . . , juillet 1841.

« J'ai bien tardé à vous écrire, mon cher monsieur; » mais à la crainte de paraître importune et de dé- » rober des momens précieux à vos utiles occupations » s'est joint le désir bien naturel à un malade de » suivre pas à pas, pour ainsi dire, les progrès du » régime que vous avez daigné me prescrire et de pou- » voir vous annoncer une nouvelle heureuse en vous » apprenant que je suis mieux, bien mieux. Cette » santé après laquelle j'ai tant soupiré renait enfin. » Mes forces reviennent insensiblement et mes dou- » leurs s'affaiblissent en proportion; tout semble me » sourire, tout semble me promettre, après quatre » siècles de souffrances continuelles, un calme un » peu durable.

» Que ne vous dois-je pas, mon cher monsieur, » vous qui joignez à des sentimens si nobles une dé- » licatesse qui les rehausse encore à mes yeux et qui » augmenterait ma reconnaissance si elle pouvait être » plus grande ! Comment m'acquitter jamais du bien » précieux que vous me rendez? sans vous, monsieur, » je n'existerais déjà plus; et ma pauvre mère!..... » mais je suis mieux grace à vos soins, et si j'éprouve » en ce moment un vif regret, c'est de ne pouvoir vous

» témoigner autrement que par de faibles paroles » combien je suis sensible à toutes vos bontés pour » votre convalescente. Si pourtant l'estime et la recon» naissance peuvent en partie compenser ce que la » fortune nous refuse depuis longtemps, croyez bien, » monsieur, que ma mère et moi professerons tou» jours ce sentiment pour notre bienfaiteur.

» Je ne veux point terminer ma lettre sans vous » remercier de toutes les choses aimables que renfer» me votre dernier courrier et de la formule pour les » pilules que vous avez bien voulu y joindre. J'en » ai fait préparer quelques-unes, elles sont loin de » valoir les autres. Il m'a fallu en prendre jusqu'à » quatre pour en obtenir quelques résultats.

» Mon estomac me cause bien peu de douleur » depuis vingt jours environ; ne serait-il pas à craindre » toutefois qu'il ne se ressentît du manque d'un sirop » qui pût remplacer votre excellent sirop sédatif? » Serais-je assez heureuse pour ne pas être oubliée » lorsque vos recherches auront été couronnées d'un » plein succès?

» Je dois vous paraître bien importune, mon cher » monsieur; à qui m'adresser sinon à celui qui seul » peut achever un ouvrage si heureusement commencé?

» A. V.... »

T...., août 1841.

MON CHER MONSIEUR,

« Vous craignez que ma reconnaissanre ou le désir » de vous être agréable m'ait poussée à vous annoncer » un mieux, mais un mieux satisfaisant dans ma

» santé; que votre modestie n'en rougisse point; cela » est ainsi; et si je me trouve mieux après quatre ans » de souffrances cruelles, comment résister au plaisir » de vous en témoigner ma vive satisfaction, pourquoi » me tairais-je? Je voudrais au contraire pouvoir le » publier bien haut, afin que les malheureux qui souf- » frent sans espérance, et qui invoquent la mort » comme un soulagement à leurs maux, puissent être » consolés et se joindre à nos vœux et à nos bénédic- » tions.

» Je suis mieux, mon cher monsieur; des personnes » qui ne m'avaient pas vue depuis quelque temps » m'ont trouvée bien changée à mon avantage; d'au- » tres qui n'osaient visiter une pauvre malade, parce » qu'elles la croyaient phtysique ou qu'elles craignaient » que son mal ne fût contagieux, ne la fuient plus; » car il faut bien l'avouer, les préjugés sont encore » vivans en Provence; une phtysique est un objet de » pitié, pour ne pas dire d'aversion; on ne toucherait » pas aux vêtemens du malade, on ne boirait pas » dans son verre, on n'entrerait pas dans sa chambre, » si les fenêtres n'étaient pas un peu ouvertes. Grace » à vos soins, je ne suis plus à craindre pour mes » amies.

» Je vous remercie de la formule pour le sirop que » vous avez bien voulu joindre à votre charmant » courrier; j'en ai fait préparer une fiole, et je l'ai » trouvé assez bon; pour ce qui est des pilules, bien » que ce soit le meilleur pharmacien de la ville qui » les ait faites, elles ne produisent presque pas d'effet; » j'ajouterai même que mon estomac en souffre, car » l'idée seule de les prendre me fait soulever le cœur.

» Je suis heureuse dans cette circonstance de pouvoir, » grace à l'obligeance d'une dame qui nous a connus » dans une meilleure position, me recommander à vos » bontés pour quelques boîtes de celles préparées par » M. Colmet. Ce sera ma provision d'hiver, car cette » saison est bien funeste aux malades, et pour moi je » la redoute beaucoup.

» Votre dernière lettre m'a fait grand plaisir; j'ai été » infiniment sensible à votre attention (si Toulon, » me dites-vous, n'était qu'à une petite distance de » La Rochelle où je me vois obligé de me rendre, à » coup sûr j'y passerais en revenant, pour avoir le » plaisir de vous voir). Cet intérêt que vous voulez » bien porter à une pauvre malade est pour elle une » douce consolation. Mais, à vrai dire, elle eût été in- » finiment heureuse, si elle avait pu voir et remercier » un bienfaiteur aussi généreux.

» A... V.... »

T...., le 12 janvier 1842.

« Voilà bien longtemps que je n'ai eu le plaisir de » m'entretenir avec vous, mon cher monsieur; ce » n'est pas que la reconnaissance ne rappelât chaque » jour à ma mémoire votre bon souvenir, et ne me fît » adresser à l'Éternel des vœux bien sincères pour » votre bonheur. Mon silence a dû vous paraître, non » un oubli, mais un bon pronostic pour ma santé.

» Il m'est bien agréable de vous annoncer que mon » état est plus satisfaisant que je n'ai jamais osé l'es- » pérer, et n'était ma position précaire qui me force à » travailler au delà de mes forces et quelquefois » même (malgré votre recommandation) bien avant

» dans la nuit, je serais tout à fait bien; je n'aurais
» plus rien à desirer du côté de la santé dont je sens
» tout le prix. Je ne vous cacherai pas toutefois que
» de temps à autre je ressens des douleurs assez
» vives, mais elles diminuent bien vite, et un peu de
» repos, quelques caresses de ma mère suffisent pour
» me rendre à mon état satisfaisant et pour me per-
» mettre de reprendre mes occupations. L'hiver est
» d'ailleurs pour votre malade une bien mauvaise
» saison; elle craint terriblement le froid, et certes le
» froid est assez rigoureux en notre ville cette année.

» J'étais tout à fait bien au mois de septembre
» dernier; l'air de la campagne, les distractions que
» j'y trouvais, les petites attentions que l'on avait
» pour moi, tout avait contribué à mon bien-être;
» mais il a fallu rentrer à la ville et reprendre ses tra-
» vaux pour vivre, et ma santé s'en est un peu res-
» sentie; quoi qu'il en soit, je suis bien heureuse
» d'être en état de faire face à tous nos besoins, et
» lorsque je jette un regard en arrière, je me prends
» tout de suite à bénir Dieu, et à remercier du fond
» de mon cœur M. Besuchet, pour qui ma gratitude ne
» saurait être trop grande.

» J'ai essayé plusieurs fois de me passer de vos
» pilules dites n° 2; mais j'ai été bien vite forcée d'y
» recourir, et comme ma provision est sur sa fin, je
» me recommande à vos bons soins pour en obtenir
» encore quelques boîtes des mêmes, car je sens
» qu'elles produisent un excellent effet sur moi.

» A...... V....»

GASTRITE COMPLIQUÉE D'HYPOCONDRIE.

GUÉRISON EN TROIS MOIS.

QUATORZIÈME OBSERVATION. — DOSSIER N° 344.

M. B......, à A....., vint à Paris me consulter; il avait rédigé la note suivante, afin de mieux fixer mon attention; je la transcris ainsi que je l'ai fait pour plusieurs autres, parce que rien ne donne mieux l'idée d'une maladie que l'historique qui en est fait par le malade lui-même.

1° J'ai dans les intestins une douleur fixe et aiguë.

2° Tout ce que je mange me donne des aigreurs pendant sept ou huit heures, des pesanteurs, des déchiremens. La moindre circonstance arrête entièrement la digestion; ainsi, me baisser deux ou trois fois, éprouver une émotion de peine ou de plaisir, etc., etc.

3° J'ai toujours froid, un froid pénétrant et douloureux qui ne me quitte ni le jour ni la nuit.

4° Mes selles sont très dures, elles n'ont lieu que

tous les huit ou dix jours, maintenant près de vingt à vingt-cinq jours.

5° J'ai le sommeil pénible et agité.

6° Une marche de plus d'un quart-d'heure me met dans un état d'abattement qui se prolonge plusieurs heures. Il ne m'est pas possible de me tenir debout. Les choses les plus capables de m'intéresser ou d'exciter ma curiosité ne m'ont jamais fait retrouver plus de force.

7° Je ne suis susceptible d'aucune espèce d'application ; quelques minutes de lecture, un peu d'attention portée sur un tableau ou à la conversation au moment de la digestion me donnent aussitôt un spasme violent et une sensation douloureuse dans les intestins, et si je persiste, les symptômes redoublent et je perds entièrement la faculté de penser.

8° Je n'éprouve plus aucun désir....., ce sentiment est absolument mort chez moi. J'ai entièrement perdu la mémoire.

9° Je sens constamment que mon estomac a besoin de nourriture et je souffre constamment pour avoir satisfait ce besoin ; ces souffrances sont telles que je leur préfère l'abattement, l'irritation continuelle, et les fringales violentes que me donne la diète.

10° Mon estomac se refuse à prendre des alimens plus d'une fois par jour ; quand je mange un peu le matin, il en résulte des douleurs atroces et un dérangement complet.

11° J'ai toujours faim. Le repas que je fais ne me satisfait et ne diminue en rien l'appétit qui me tyrannise, et si je cède quelquefois à cet appétit, il en résulte l'impossibilité de rien digérer pendant plusieurs jours.

12° J'ai toujours besoin d'air, et si une circonstance m'en prive pendant deux ou trois heures, je tombe dans un état de malaise et d'anxiété qui se prolonge longtemps.

13° Quelque sensation que j'éprouve, physique ou morale, elle agit à l'instant sur les intestins d'une manière douloureuse, tels..... une frayeur, une contrariété, une inquiétude, l'odeur du charbon, un peu d'attention et d'application même aux choses qui me plaisent. Je n'ai point trouvé d'autre moyen d'alléger mes souffrances que de mener une vie absolument matérielle et animale et de me réduire à une diète qui m'irrite sans cesse.

14° Je ne peux pas mieux comparer mon état qu'à celui d'un homme qui vient de faire une longue maladie et qui se lève pour la première fois.

15° Un désir continuel de manger, l'envie de mourir ou de me tuer, des souffrances continuelles remplissent toutes mes journées; *je ne sens pas l'existence autrement que par l'une de ces choses.* Il n'est aucune distraction ou changement qui me tire de mon état de souffrance; tout me fatigue et m'ennuie; je ne connais rien au monde qui puisse me flatter pas même la fortune; je n'ai qu'un désir bien réel et bien dominant, *celui de mourir.*

16° Je n'ai jamais éprouvé aucun soulagement de tous les remèdes toniques, calmans, ou adoucissans, ni des bains chauds ou froids.

Voici les choses qui m'ont constamment fait du bien.

La grande chaleur.

L'air des lieux élevés.

L'usage des oranges.

Les courses en voitures.

J'ai insisté sur le dégoût, l'indifférence, et l'abattement moral où je suis plongé pour mieux faire sentir la nature de cette maladie.

Je suis né nerveux, avec des passions vives et précoces, un caractère extrêmement curieux, actif et entreprenant. Tout cela est absolument mort chez moi. Je n'éprouve plus la plus légère impression pour la musique, l'amour des sciences et de toutes choses qui m'excitaient au plus haut degré.

Tels sont les symptômes assez graves que présentait l'état de M. B..... Comme on le voit, le dégoût de la vie était particulièrement prononcé; c'est un des caractères de l'hypocondre. Ce malade passa quelques jours à Paris pendant lesquels je fis tous mes efforts pour remonter son courage; il partit un peu moins désespéré et surtout plein de confiance dans le traitement que je lui avais prescrit. Ce traitement consistait d'abord en quelques applications de sangsues comme moyen préparatoire, à l'épigastre, à l'ombilic et à l'anus, puis l'usage des bains gélatino-alcalins, cinq cents grammes de gélatine et cinq cents grammes de sous-carbonate de soude. Plus tard, il prit des bains dans lesquels entraient deux cents grammes de sulfate de soude; pour médicamens internes, le sirop sédatif, des pilules composées d'extrait de pavots, de nitrate de potasse, de camphre en très petite quantité, de beurre de cacao et de gomme arabique. Je prescrivis aussi l'application du sparadrap excitant, dit toile magnétique qui agit comme dérivatif sur la peau et dont j'ai déjà parlé en différentes occasions.

Le malade ne put commencer son traitement que quelque temps après son retour de Paris, et voici la lettre qu'il m'écrivit après le quinzième jour de traitement.

A....., 4 août 1841.

Monsieur,

« Ce n'est que le 20 juillet que j'ai pu commencer » mon traitement; mes occupations jusqu'alors ne » m'ayant pas permis de l'entreprendre et de lui » donner toute la suite convenable. J'ai voulu, avant » de vous écrire, faire usage de toutes les prescrip- » tions qui font la base du traitement que vous m'a- » vez appliqué.

» Maintenant, monsieur, je vais vous donner jour » par jour, depuis le 20 juillet, un bulletin sur mon » traitement et ses effets, ou du moins sur la dispo- » sition particulière qui a marqué chacun de ces » jours. Je vous remettrai ainsi sous les yeux : 1° le » traitement que vous m'avez prescrit; 2° les diffé- » rens états qui peuvent en être la suite. Permettez- » moi d'être concis et d'apporter ainsi plus de clarté » et de simplicité dans mon exposé, tout en n'omet- » tant rien.

» 1er jour. — Un bain suivant la prescription : » rien de remarquable.

» 2e jour. — Un bain : embarras gastrique, mal de » tête.

» 3ᵉ jour. — Un bain : bonne sueur.

» 4ᵉ jour. — Six sangsues au creux de l'estomac : » sang très épais et gluant. Les sangsues ne sont » tombées que deux heures après l'application. L'é- » coulement provoqué par le cataplasme a été aussi » de deux heures et n'a produit en somme qu'une » perte de sang très modérée.

» 5ᵉ jour. — Un bain : constipation opiniâtre.

» 6ᵉ jour. — Un bain : constipation qui n'a cédé » qu'à un demi-lavement d'eau savonneuse.

» 7ᵉ jour. — Un bain : sueur très abondante au » lit pendant cinq heures.

» 8ᵉ jour. — Sept sangsues à l'anus : sang naturel, » écoulement pendant trente-cinq minutes suivant » la prescription.

» 9ᵉ jour. — Application du topique : rien de re- » marquable dans mon état.

» 10ᵉ jour. — Perturbation dans les fonctions di- » gestives. Malaise général. Le soir à cinq heures, » j'ai ôté le topique avant dîner. Le reste de la jour- » née s'est bien passé.

» 11ᵉ jour. — Le matin, application du topique. » Le soir, démangeaison très vive. Je l'ai changé de » place. Peu de temps après, éruption qui a couvert » les deux places occupées par le topique. Je l'ai ôté » suivant la prescription.

» 12ᵉ jour. — Un petit accident m'a empêché de » prendre le bain prescrit. Ce jour n'a offert rien de » remarquable. Éruptions blanches et grandes dé- » mangeaisons.

» 13ᵉ jour. — Un bain : point de transpiration. Ma-

» laise général. Les éruptions, toujours très vives, ne » m'ont point permis la réapplication du topique.

» 14e jour. — Rien de remarquable; digestions » pénibles et lentes, et toujours constipation.

» 15e jour. — Réapplication du topique. État gé» néral pénible.

» J'ai fait, pendant tout le cours de ce traitement, » l'emploi des pilules sédatives et du sirop sédatif, » exactement suivant la prescription.

» J'ai joint à ce traitement un régime alimentaire » très rigoureux, et tous les deux ou trois jours un » lavement varié d'eau de son, laitue ou gros miel.

» Mon état actuel est celui-ci : état pénible, doulou» reux et très irrité. Digestions lentes et laborieuses » comme avant tout traitement. Rapports continuels » et toujours accompagnés du goût des alimens. Cons» tipation opiniâtre.

» Voilà, monsieur, la peinture exacte de ce que j'ai » fait et de ce que j'éprouve. Quand je dis *état doulou-» reux*, ce ne sont point des douleurs positives ; mais » un sentiment général de malaise et d'irritation et » des digestions surtout d'une lenteur bien fatigante.

» Vous concluez de là, monsieur, que je dois être » un peu découragé; oui, mais je suis fermement le » traitement que vous m'avez prescrit. Je compte tou» jours beaucoup sur la persévérance, et sur la ri» gueur dans le régime alimentaire, et j'attends de » pied ferme les réflexions et les conseils que vous » suggèreront les renseignemens et les détails que je » vous donne aujourd'hui sur ma position. Ayez la » bonté, monsieur, le plus tôt qu'il vous sera possible,

» de m'envoyer les avis que vous avez à me donner » dans le but d'une prompte guérison.

» J'oubliais de dire que ne me sentant aucune » disposition de selles, je n'ai point fait usage jusqu'à » ce jour des pilules purgatives n° 2.

» Votre respectueux serviteur.

» B...... »

M. B....... tombe ici dans la faute commune à presque tous les malades qui pensent que les effets d'amélioration doivent se faire sentir dès le commencement du traitement; mais il a au moins l'esprit de ne point se décourager comme quelques-uns le font contrairement à leurs intérêts. Sans doute un malade qui souffre désire ardemment la santé et son impatience est bien excusable; mais il n'est point raisonnable d'espérer qu'une maladie qui date de plusieurs années puisse être guérie en quinze jours. Ce ne serait certainement pas trop de compter un mois de traitement par année de maladie et cependant les guérisons sont généralement plus promptes. M. B...... suivit donc son traitement avec constance et avec exactitude; aussi ne tarda-t-il pas à en recueillir le fruit; il m'écrivit peu après.

« Je n'ose pas encore dire que je suis tout-à-fait » mieux; je suis cependant dans une disposition phy- » sique et morale qui me semble d'un bon augure et » qui m'encourage à la persévérance, etc., etc. »

Le mieux se soutint, et sous le rapport des digestions le traitement avait son plein effet, mais la tristesse et le découragement persistaient. Une circonstance heureuse qui me permit, en me rendant auprès d'un malade, de passer à Ch......, et de m'arrêter une heure auprès de M. B........, me fit reconnaître la cause de l'empêchement au plein succès que j'espérais. Cette cause fut détournée aussitôt que connue, et à compter de ce moment rien ne s'opposa plus au parfait rétablissement de mon malade. J'ai reçu de lui, il y a peu de temps, la lettre suivante :

A......, le ...., 1843.

MONSIEUR,

« Il y a bien longtemps que vous n'avez reçu de
» mes nouvelles, et cependant je ne vous ai point ou-
» blié un instant. Des occupations bien multipliées
» m'ont fait interrompre toute correspondance. Je suis
» beaucoup mieux ; mais ce n'est pas aujourd'hui que
» je vous entretiendrai longuement de ma santé, qui
» du reste ne me donne plus d'inquiétude. J'ai seule-
» ment voulu vous donner une marque de souvenir,
» pour que vous ne croyiez pas que je suis oublieux,
» ce qui est bien loin de ma pensée.

» A une époque que je ne puis préciser, j'irai à
» Paris, et ma première démarche sera pour aller vous
» voir et vous remercier, etc., etc.»

GASTRO-ENTÉRALGIE

SUR UN SUJET EXTRÊMEMENT NERVEUX.

GUÉRISON TRÈS PROMPTE.

UN MOIS AU PLUS DE TRAITEMENT.

SEIZIÈME OBSERVATION. — DOSSIER N° 374.

M. P....., après m'avoir écrit quelques lettres, se rendit à Paris pour que je pusse mieux juger son état. Voici comment il s'exprimait dans la note qu'il me présenta :

« Agé de vingt-six ans, marié depuis neuf mois, » commerce fort agréable, et peu fatigant.

» J'ai commencé à souffrir dans le commencement » de mai ; je me fis saigner à cette époque ; la diges- » tion déjà se faisait difficilement ; je me trouvai un » peu mieux lorsque m'arriva cet accident ; brûlé à » l'épaule dans le courant de ce mois, j'ai beaucoup » souffert ; on me mit des sangsues ; depuis ce moment » je fus pour ainsi dire constipé, souffrant toujours. » Je fus à Paris, je vis M. Marjolin ; je souffrais dans le » ventre et un peu à la gorge ; pesanteur extrême dans » les genoux ; il me donna l'ordonnance suivante ;

» je la suivis fort peu de temps, et repris ma vie habi- » tuelle. Le médecin qui me donna des soins journa- » liers me fit prendre par deux fois de l'eau-de Sedlitz » pour me purger et me faire passer cette constipation, » et mettre un vésicatoire; cela me fit de mal en pis. » Me trouvant à cette époque, 15 juillet, j'étais forcé » tous les jours de prendre du thé, qui me calma de » suite; étant dans un état déplorable, le ventre me » croissant très fort, des vents me courant dedans, et » me remontant et me resserrant la gorge, je prenais » tous les jours des lavemens, on me fit prendre des » pilules stomachiques; cela me fit bien aller; mais » la digestion ne se faisait toujours pas bien.

» J'étais dans cet état, d'une irritation extrême, » journellement froid aux mains et aux pieds; ne me » trouvant pas mieux, je retournai à Paris, je con- » sultai M. Auvity, qui me parla de vous pour ces » sortes de maladies, qui me donna les ordonnances » suivantes, que je suivis de point en point.

» Maintenant voici d'après la lecture de votre livre » ce que j'ai ressenti et ce que je ressens encore.

» J'avais la langue telle que vous le décrivez dans » votre premier chapitre; pas trop soif cependant, » mais dégoût de suite des boissons qu'on me pré- » sentait; il fallait chaque jour changer; elles ne » m'ont jamais fait vomir; sentiment de gêne au creux » de l'estomac, pas très douloureux même en ap- » puyant.

» Le ventre et le bas du ventre me gênaient plutôt » que l'estomac.

» J'eus aussi dans le mois d'août des maux de tête

» abominables; je n'en ai plus du tout; je vais aussi » tous les jours à la selle.

» Les premières choses que je rendis sont des ma» tières dures, comme de petites noix endurcies et » accompagnées d'une sécrétion blanchâtre comme » vous le dépeignez. Je n'en ai presque jamais que » deux fois; un brûlement à l'estomac; mon plus » grand mal est, à la chute du jour et souvent dans » le jour, une irritation extraordinaire, et souvent un » resserrement à la gorge; je crains toujours de me » trouver mal; je ne puis faire de courses un peu lon» gues; je suis de suite horriblement fatigué dans les » genoux.

» Il m'est arrivé aussi quelquefois que le lait pris » avec ou sans semoule me donnait des aigreurs, ou » des envies de vomir, ce que ne... (*illisible*) ...jamais; » j'ai mangé aujourd'hui des pommes de terre au lait, » elles ont parfaitement digéré; le racahout me » convient assez; cependant le laitage commence à me » dégoûter.

» J'ai tout à fait ressenti ce que vous dites, page 81.

» Mon irritation est telle que je n'éprouve plus au» tant de plaisir à lire, je suis de suite irrité.

» J'ai mangé le soir des pommes de terre qui pas» sent bien; seulement toujours comme un picote» ment à la gorge, comme si des vers vous y mon» taient. J'éprouve aussi dans le ventre une espèce de » gargouillement, comme lorsqu'on a par trop be» soin.»

» M.......»

M. P...., présenta à mon examen l'état de santé la

plus déplorable; maigreur extrême, faiblesse, découragement, et ce qui est pis que tout cela, une susceptibilité si grande dans tout le système nerveux que le médicament le plus innoffensif produisait souvent les plus singuliers accidens. Nous convînmes avec M. P..... que, eu égard à son extrême susceptibilité, son traitement serait très fractionné, et que pour que je pusse le diriger plus aisément il ferait à Paris de fréquens voyages qui me mettraient à même de modifier mes prescriptions si cela devenait nécessaire.

Le sirop sédatif fit la base du traitement joint à des pilules calmantes au beurre de cacao et à l'extrait thébaïque privé de narcotine extrêmement fractionné.

Le traitement avait commencé le 13 octobre 1841; le 2 novembre suivant je recevais de mon malade la lettre suivante :

M...., 2 novembre 1841.

MONSIEUR LE DOCTEUR,

« J'ai suivi de point en point l'ordonnance que vous » eûtes la bonté de me donner le 13 du mois passé; » quoique pleinement confiant en vos talens, je n'o- » sais (je vous l'avouerai) espérer autant de bien » après si peu de temps.

» Je voudrais, monsieur, pouvoir vous exprimer tout » le bien-être que je ressens depuis ce moment; je » craindrais sur le papier ne pouvoir y réussir; aussi » j'espère avoir le plaisir de vous voir mardi 9 du pré- » sent mois. Mais craignant de manquer de sirop » sédatif avant cette époque, je vous prierai d'avoir » l'extrême obligeance de m'en faire expédier deux » bouteilles aussitôt le reçu de mes lettres par les

» messageries d'Amiens, rue Notre-Dame-des-Victoi-
» res, partant tous les matins à 7 heures.
» Ce faisant vous obligerez votre bien devoué,
» E. P..... »

Pour ne pas multiplier les lettres je vais simplement transcrire les notes extraites du dossier du malade, notes prises à chacune de ses visites à Paris.

25 novembre. — Le malade est venu me voir; état satisfaisant sous tous les rapports; je prescris l'application du topique à cause d'une douleur sourde qui persiste dans la région du foie.

6 janvier 1842. — Visite de politesse; le malade se considère comme entièrement guéri.

12 avril. — Vu le malade à Paris; état de plus en plus satisfaisant sous le rapport des digestions; la douleur du foie est un peu revenue; deux applications de sangsues ordonnées à huit jours d'intervalle sur le lieu de la douleur; cataplasmes émolliens; bains.

21 mai. — Le malade est parfaitement bien; il me présente sa jeune dame âgée de dix-huit ans pour laquelle il réclame mes conseils.

Enfin pendant que ceci s'imprime et au moment même où je lisais l'épreuve de la feuille où il est question de ce malade, il est venu à mon cabinet (aujourd'hui 1er mars 1843); son état de santé est parfait, il mange de tout et beaucoup, son voyage n'avait d'autre objet que celui de me demander un nouveau conseil pour sa dame qui l'accompagnait dans sa visite.

AFEECTION NERVEUSE DU CŒUR,

SYMPATHIQUE D'UNE ALTÉRATION GÉNÉRALE DE LA MUQUEUSE GASTRO-INTESTINALE.

DIX ANS DE MALADIE. — GUÉRISON PROMPTE, MALGRÉ DES CIRCONSTANCES DÉFAVORABLES.

DIX-SEPTIÈME OBSERVATION. — DOSSIER N° 423.

Madame de L........., de L....., faisait ainsi l'historique de la cruelle maladie qui l'affligeait depuis dix ans.

St-M....., le 10 mars 1842.

MONSIEUR,

« Je crains bien de vous ennuyer sur les détails de » ma maladie; ils sont bien longs, depuis dix ans que » j'en suis frappée; c'était au commencement de la » belle saison; l'été se passa dans de grands déchire- » mens d'estomac; mon médecin me fit mettre vingt- » cinq sangsues, me prescrivit un régime; l'été se » passa dans de grandes souffrances; mais hélas! ce » n'était rien en comparaison de l'hiver; l'irritation se » porta dans mes pauvres intestins; mes médecins

» m'ont fait appliquer des sangsues tant qu'ils ont » pu me tirer du sang, m'ont mis dans les bains mal- » gré la rigueur de la saison, toujours enveloppée dans » des bouillies de lin, nuit et jour; j'ai été tout » l'hiver dans des souffrances qui, je crois, sont sans » exemple. Les deux tiers d'eau dans mon lait, une » seule cuillerée me faisait jeter les hauts cris; » sans le sucre je serais morte de faim; l'eau sucrée » a toujours passé sans me faire souffrir; l'été suivant » je finis par me nourrir de lait et de bouillie. J'ai » donc fait cette triste vie à peu près quatre ans, où » j'ai eu un peu d'intervalle à mes souffrances; je » pouvais me nourrir avec ma famille sans souffrir, » instans qui ont été bien courts pour moi; voilà trois » ans que mon irritation a recommencé et qu'elle » s'aggrave tous les jours; je n'avais jamais souffert » dans les épaules. Je souffre des déchiremens; pour un » peu de bouillie que j'aurais mangée je vais souffrir » trois à quatre heures comme si on me sillonnait les » intestins d'un couteau; chaque mouvement me dé- » chire; il me semble que tout mon pauvre corps » n'est qu'une plaie, du côté gauche surtout; j'ai une » petite place sous le sein où j'éprouve toujours le » battement d'une plaie qui pourrirait. Dans les deux » côtés du bas ventre mes douleurs sont plus fortes » quand je souffre; je m'y perds; car mes douleurs se » confondent partout d'une manière si aiguë, si pi- » quante: quatre heures après avoir mangé je peux » encore avoir une crise; je viens à grossir comme si » mon pauvre ventre allait se déchirer, et toutes mes » douleurs se développent tout d'un coup; mon mal » varie toujours; je suis pendant quelques jours que

» j'ai des aigreurs qui me brûlent et m'étouffent ; » dans d'autres temps j'éprouve un dégoût de puan» teur. Quelquefois l'eau m'abonde à la bouche avec » des efforts sans vomir que quelques gorgées d'eau; » pour un verre de bouillie, je suis quelquefois levée » la moitié de la nuit à boire de l'eau sucrée; c'est » toujours là mon secours, on ne peut pas comprendre » ce que j'en bois tous les jours; je ne peux jamais » faire une longue respiration; je suis toujours arrêtée » par la douleur que j'ai sous le sein qui me répond » sous l'épaule et m'occasionne toujours un bouillon» nement ; tout ce que je prends m'aigrit toujours; » ma nourriture est toujours un peu de lait avec quel» ques tailles de pain léger, une petite bouillie, un » œuf; il est des jours que je ne prends que du lait; » voilà tout ce qui peut me nourrir, mais jamais sans » souffrir. Pardon, monsieur, si je vous fais de si longs » détails; je voudrais vous mettre à même de connaî» tre ma triste position. Depuis trois ans entièrement » livrée à mes souffrances, connaissant qu'il n'y a pas » de guérison, j'ai cessé d'en chercher; je n'attends plus » autre chose que le ciel me délivre de mon martyre; » tous ceux qui m'entourent ont fini par s'habituer à » me voir souffrir; mais hélas ! chaque crise est tou» jours nouvelle pour moi ; dans le moment des repas » de ma famille je monte à ma chambre à souffrir ou » pleurer sur mon triste sort, Oh! que j'ai dit de » fois : ma fin est-elle encore bien loin à aller chercher, » Dieu me délivrera-t-il bientôt de mes souffrances? » Sans que j'aime beaucoup mon ouvrage qui me dis» trait, mère de quatre enfans, dans un ménage de » campagne, j'ai toujours dit que je mourrais en

» travaillant. J'avais envie d'attendre que la belle » saison fût plus avancée pour suivre votre régime; » mais éprouvant toujours de nouvelles souffrances » je me suis décidée à ne pas différer davantage.

» Il y a quelques jours que je souffre dans le gros » des bras, ce qui ne m'était pas encore arrivé; cela » est sûrement occasionné par le mal que j'ai dans » les épaules. Au moment de ma digestion il me » semble avoir une boule qui me monte toujours à » la gorge; lorsque je restais sans rien prendre j'évi- » tais de souffrir; à présent j'éprouve autant de dou- » leur aiguë par le besoin de manger que lorsque » j'ai pris quelque chose. Je suis cinq à six jours » sans aller dehors et j'ai toujours le corps dur » comme des petites pierres. Mes douleurs sont bien » plus piquantes que dans la commencement de ma » gastrite; je suis pendant quelques jours moins souf- » frante; puis je me trouve saisie d'une tristesse mor- » telle et mes déchiremens augmentent.

» Je suis arrivée à cinquante ans sans éprouver aucun » dérangement; voilà cinq mois que mes règles ont » cessé; je ne me suis pas aperçue que cela ne me » fait aucun changement dans mon mal.

» Je vous observe que mes médecins ne m'ont » jamais fait prendre de médicament; j'en remets le » tout à votre prudence.

» Vous demandez dans vos observations le nombre » de mes enfans; j'en ai quatre bien portans, sauf » l'aîné qui a eu le corps couvert de rif jusqu'à l'âge » de deux ans, et auquel il survient des dartres vives » dont je désirerais encore la guérison plus que la » mienne, quelque martyre que je sois. Tout le chan-

» gement qui se fait dans mon mal m'annonce que » ma fin est prochaine; envoyez-moi soulagement s'il » est encore possible, aussitôt ma lettre reçue, je vous » en prie.

» Recevez l'assurance de la considération de votre » très humble servante.

» f..... chevalier de la P...... »

Malgré les détails minutieux que renferme cette lettre, le peu de cohérence qu'on y aura aisément remarqué me mit dans l'obligation de demander à la malade de nouveaux renseignemens qui devaient achever de m'éclairer sur plusieurs points. Après avoir reçu ces renseignemens je prescrivis un mode de traitement dont les principales dispositions étaient:

Sirop sédatif, quatre cuillerées pendant le jour, plus une ou deux cuillerées la nuit selon les circonstances.

Frictions sur la région du cœur avec la teinture éthérée de digitale.

Bains gélatino-alcalins trois fois par semaine.

Pilules évacuantes composées d'extrait de rhubarbe, de safran et d'aloës.

Petites saignées au bras gauche suivies à huit jours de distance d'une application de sangsues à l'anus.

L'effet de ce traitement fut des plus heureux; une personne de St. M...., que ses affaires amenaient à Paris, me dit que tout le pays en était dans l'étonnement; la malade elle-même m'écrivit le 20 mai à la suite d'un malheur qui vint entraver la marche de son traitement.

St.-M......, le 20 mai 1842.

MONSIEUR,

« Je me disposais au commencement de ce mois
» à vous écrire combien j'étais heureuse de ne plus
» souffrir, puisque je ne ressentais plus aucune dou-
» leur aiguë, lorsque mon fils fut frappé d'une mala-
» die grave, qui a remis mon état de sensibilité à
» toute épreuve et m'a fait abandonner mon régime.
» Le battement de cœur, le bouillonnement que j'é-
» prouvais dans le côté a recommencé, ce qui me fait
» bien craindre de retomber dans mon premier état.
» Me trouvant plus calme j'ai recommencé à prendre
» des bains et aurais continué encore quelques jours;
» ayant encore quelques pilules, mais n'ayant plus de
» sirop, j'ai pris le parti de vous écrire pour vous
» prier de prévenir le coup qui me menace, en m'en-
» voyant ce que vous jugerez à propos; je vous observe,
» monsieur, que la douleur dans les épaules du côté
» gauche surtout n'a pas cessé; elle est au point de me
» faire crier quand je me tourne la nuit dans mon
» lit; obligez-moi de m'écrire le plus tôt possible; les
» maux de cœur que j'éprouve après avoir mangé me
» font bien craindre de retomber dans l'état aigu.

» Recevez l'assurance de toute la reconnaissance de
» votre très humble servante.

» Femme Le ch. de la P...... »

Je me hâtai de prescrire à la malade tout ce que son état réclamait et surtout de l'engager à reprendre le traitement qui avait été forcément interrompu.

La dernière lettre que je reçus de ma malade contenait entre autres les phrases qui suivent :

... « Vous dites à mon mari dans votre dernière lettre » que vous ne faites point de miracle, oh! j'en regarde » bien un dans l'état où je me trouve, et surtout d'a» voir pu combattre une nouvelle attaque lors de la » maladie de mon fils..... je ne me suis pas fait sai» gner; je me trouve si heureuse que je crains de dé» ranger mon bonheur...... Que ne suis-je auprès de » vous pour pouvoir, monsieur, vous marquer de vive » voix toute la reconnaissance de celle qui ne cessera » de se nommer...., etc., etc. »

AFFECTION HYSTÉRIQUE,

SIMULANT UNE GASTRO-ENTÉRITE.—GUÉRISON EN QUELQUES JOURS.

DIX-HUITIÈME OBSERVATION. — DOSSIER N° 367.

La famille de la demoiselle qui fait le sujet de cette observation a montré une telle ingratitude à mon égard, qu'elle aurait certes bien mérité que je la nommasse; mais la malade ne doit pas être punie de la faute de ses parens et je garderai à son sujet la même réserve que je me suis imposée pour tous les autres.

Voici la lettre que m'écrivit le père.

Tou...., le 6 septembre 1841.

MONSIEUR,

« Nous avons lu avec beaucoup d'attention l'ou-
» vrage intéressant que vous avez publié sur les gas-
» trites, et comme ma fille est atteinte depuis quel-
» que temps d'une maladie qui nous paraît présenter
» le caractère de celles que vous traitez et dont il est
» fait mention dans votre ouvrage, je viens vous prier
» de vouloir bien nous indiquer le traitement à sui-
» vre pour soulager et guérir mon enfant; le sujet que

» je traite dans cette lettre m'intéresse et m'impres-» sionne vivement; nous avons mis toute notre atten-» tion à bien déterminer le caractère de la maladie.

» Je commencerai avant d'écrire sous sa dictée par » vous donner un aperçu de ses qualités morales et » physiques; puis nous la laisserons expliquer elle-» même et donner les longs détails de cette malheu-» reuse indisposition.

» Ma fille aura 21 ans le 13 de ce mois; elle a tou-» jours été saine de corps et d'esprit; jusqu'à l'âge de » 13 ans elle n'avait point éprouvé le moindre déran-» gement; tempérament excellent, toujours forte en » proportion de son âge, intelligente, surtout d'une » sensibilité exquise, d'une éducation distinguée, » parvenue à tout apprendre en se jouant des difficul-» tés; aimant avec passion deux ou trois amies qu'elle » a eues, vive amitié, point d'amour décidé pour per-» sonne et qui pût faire croire que là serait la cause de » sa maladie; remarquablement jolie, et possédant » une de ces voix qui font pleurer de plaisir, malheu-» reusement obsédée d'un chagrin sans remède pour » un malheur aussi sans remède, survenu dans sa fa-» mille. J'ai cru devoir, monsieur, avant d'aborder le » diagnostic de la maladie, vous donner un aperçu de » la personne, et maintenant je la laisse parler; votre » ouvrage recommande que, s'il est possible, le ma-» lade écrive lui-même; c'est sous sa dictée que je le » fais; l'âge 21 ans, la peau très blanche et colorée, » constamment chair de poule, embonpoint de tout » temps, même après les premières phases de la ma-» ladie; à 13 ans, époque des règles, crampes d'es-» tomac qui faisaient vomir, picotemens à l'anus qui

» l'obligeaient à rester assise pendant les récréations; » bonne santé, grande irrégularité dans les règles, » absence de 3 et de 6 mois, puis abondance venue » naturellement; tout ce qui précède forme la période » de 13 et 14 ans à 15 ans; déviation de l'épine dor- » sale, redressement par les exercices gymnatiques, » embonpoint très fort, règles régulières, peu abon- » dantes. A 16 ans, suppression presque totale des » règles, départ pour séjourner à la campagne, con- » tinuation des exercices gymnastiques, tendance aux » pâles couleurs. Serrée dans le corset à cause du » trop d'embonpoint, douleur au dessous du sein » gauche, gonflement; ôtant le corset, soulagement, » règles absentes, pâles couleurs, emploi des pilules » ferrugineuses, n'obtenant quant aux règles qu'un » faible résultat, échauffement, grande irritation à la » vessie, soupçons de la pierre, bains sulfureux sup- » primés pour cause de crampes d'estomac, bains » ordinaires, point de soulagement, sondée par suite » du soupçon de la pierre, rétention d'urine, point » de pierre, emploi des sangsues, disparition presque » de l'irritation non entièrement dissipée: il en appa- » raissait toujours un peu, surtout aux approches » des règles, celles-ci deux fois par an seulement, » continuation des pilules irritantes qui rendaient » les excrémens noirs, durs et difficiles à évacuer; » départ pour Bagnères de Bigorre, commencement » de constipation par le voyage et l'emploi d'eaux » ferrugineuses, peu de nourriture, une flûte d'un » sou pour toute la journée, lavemens sans effet, » quatre jours de constipation, bains de salut. Sensi- » bilité augmentée par des chagrins domestiques,

» courses excessives sur les montagnes sans éprouver » de fatigue, sans jamais suer, jamais! jamais! Di- » gestion difficile; avant ce premier voyage de Bagnè- » res, il y avait eu privation volontaire de nourriture, » pour arrêter les progrès d'un embonpoint excessif; » à la campagne (séjour habituel), point de société, » peu de distraction, travail non obligé, courses, » broderies, lectures.

» 17 ans, deuxième voyage à Bigorre, eaux ferru- » gineuses bues, très fortes, constipation d'un mois » entier, digestions pénibles, lavemens sans résultat, » froid dans le mois d'août, obligation de se mettre » au soleil par intervalles, y restant avec plaisir, re- » tour à T......., grande irritation dans le ventre, » soulagement par des lavemens à petites doses, thé » noir avec du rhum léger, soulagement non attribué » au thé, contrariétés vives.

» 18 ans semblables aux 17, point de voyage à » Bagnères; pendant ces deux, à l'époque où les rè- » gles auraient dû venir, ventre gonflé, renvois d'es- » tomac, semblables pour l'odeur aux oignons pourris, » souffrance plus forte quand ils ne pouvaient sortir, » exercices gymnatiques, point de sueur.

» 19 ans, toujours à la campagne, quelques » voyages à la ville, battemens de cœur, lassitudes, » symptômes de pâles couleurs, le facies, l'embon- » point simulant la santé, moins d'embonpoint, ne » pouvant digérer que par des renvois, ce dernier état » non continuel, toujours suppression des règles, » chaleur intérieure à l'estomac, dispositions à man- » ger avec plaisir des pruneaux, légumes et farineux » dont la digestion était moins désagréable.

» 20 ans, règles deux fois par an, une fois au printemps, l'autre à l'automne, constipation plus obstinée pendant huit jours, lavemens souvent sans effet, usage de pruneaux avec du séné, point d'effet, pruneaux chauds le soir, indigestion, évacuation pendant huit jours, plus abondante que les comestibles consommés, usage de bouillie faite avec de l'eau et la farine de maïs, usage continu de poires cuites et pruneaux, tout cela ne pouvant se digérer qu'à l'aide de renvois d'estomac; pendant la constipation ventre gonflé, abaissement progressif par l'évacuation, grande chaleur, irritation à l'estomac, les vents apportant du feu à la bouche, dégurgitation (non vomissement), uniquement à l'époque où ses règles auraient dû venir, nourriture presque unique de riz à l'eau, nécessité de boire non satisfaite, ou médiocrement, par crainte de mauvaise ou impossible digestion; si la veille, après le repas, il n'y avait nombre de vents par haut, le lendemain point de selle; ces vents étaient fortement chargés du goût des comestibles du repas; quand le soir il y avait gargouillement au ventre, point de selle le lendemain, signes extérieurs de santé, embonpoint diminué, courses forcées trois lieues de poste à pied en deux heures, sans fatigue, dégurgitation tous les mois, boule montant au gosier, renvois portant des matières noires, jaunes, amères, restant avec le comestible deux jours dans l'estomac, rejetant tout, hors le riz cuit à l'eau et les pruneaux; aux vendanges ayant mangé beaucoup de raisin avec plaisir sans indigestion, selles revenues, raisins supprimés par crainte de froideur à l'estomac, pas-

» tilles de Vichy, voyage de huit jours en partie de » plaisir, dégurgitation suspendue, maintien de la » constipation malgré les lavemens quotidiens.

» 21 ans, dégurgitation plus fréquente pendant » l'hiver, froid, frissons par tout le corps, voyage à » Paris, en voyage mangeant volontiers malgré les » mauvaises et pénibles digestions, renvois conti- » nuels, condition inévitable de la digestion, froid » excessif pendant le séjour, décoloration, teint olive, » surtout après le repas, un seul repas pris le soir » avec appétit et assez abondant, aussitôt pâleur » plus prononcée et frissons de la tête aux pieds, » constipation d'un mois entier, eau de Sedlitz et la- » vemens inutiles remuant l'intérieur sans résultat, » ventre plat et vide, malgré les extra dans le manger, » refus de rien manger dans la journée, sentant au » gosier une boule qui faisait rejeter une pomme cuite, » et même les pruneaux qui déjà n'opéraient plus, » puisqu'ils semblaient s'arrêter à une ligne barrant » le passage de l'estomac; jamais de dégoût qui indi- » quât l'approche d'un vomissement (dégurgitation » sans effort). Grand appétit le soir, appétit satisfait, » ventre toujours plat malgré la grande consomma- » tion, froid et frissons immédiatement après la der- » nière bouchée; sollicitée de chanter dans les réu- » nions du soir, chanté sans modération et toujours » mieux lorsque l'incommodité était plus grande; tous » les matins une petite diarrhée insignifiante quant » à l'évacuantion. Retour à T...... au bout d'un mois, » départ pour la campagne, séjour habituel, pilules » ferrugineuses inutiles, les alimens échauffans aug- » mentant le malaise, pilules de Vall ayant rétabli

» les règles une fois en brûlant l'intérieur et permet-
» tant de nouveau l'usage du riz cuit à l'eau sans dé-
» gurgitation, cessation des règles, la dégurgitation
» recommence; retour à la ville pour commencer un
» traitement, dégurgitation des pruneaux et de tout
» aliment, frissons continuels, teint bouleversé, bouil-
» lons légers avec des fécules, tapioca, ne pouvant
» être digérés, lait d'ânesse s'aigrissant et en dernier
» lieu dégurgité, caillé immédiatement, ventre et es-
» tomac gonflés, battemens assez fréquens au ventre
» ou à l'estomac, pruneaux cuits, rendus par bas non
» digérés, avec quantités d'eaux et selle claire, serre-
» ment à la gorge, facies légèrement coloré, affaiblis-
» sement, le vent du nord augmentant le mal, la
» chaleur ramenant le calme, toujours sur les tisons
» sans sentir la chaleur, les vents par haut ne pouvant
» sortir et augmentant le froid, rendant le bouillon
» tel qu'il était pris immédiatement; si tout le bouil-
» lon ne sortait pas, il était rendu plus tard dénaturé
» en matières jaunes, vertes, amères; jamais de dé-
» goût pour aucun aliment, au contraire, désir de
» manger; ayant une fois voulu vaincre la crainte,
» mangé à discrétion, évanouissement, grande in-
» commodité; consultation du médecin ordinaire et
» de M. Viguerie, ordre d'aller aux eaux d'Andabre,
» eaux gazeuses ferrugineuses; ces eaux, en attendant
» la saison, prises à T........, arrêtèrent subitement
» les dégurgitations du bouillon; les bouillons passent,
» mais ils procurent des bâillemens, des pleurs, ils
» paraissent se gâter sur l'estomac, indécis s'ils doi-
» vent rester ou sortir; quelques mois dans cet état;
» lavemens matin et soir, bains gélatineux, point de

» soulagement, maigreur, dépérissement, les bois-
» sons toujours mieux accueillies par le changement
» et fatiguent bientôt, remèdes pour les nerfs, em-
» plâtres sur l'estomac, frictions de belladone, sang-
» sues n'opérant pas précisément aux époques des
» règles, le sang paraissant se porter à l'intérieur.
» Départ pour les eaux d'Andabre sans confiance de
» la part de la malade, ni pour ce remède, ni pour
» aucun. A Andabre point de soulagement, les eaux
» passant sans difficulté, les lavemens opèrent un peu,
» malgré la maigre pitance de deux bouillons par
» jour, très légers, et qui néanmoins étaient dégur-
» gités parfois; dix verres d'eau par jour, inflamma-
» tion au ventre, forces parfois extraordinaires malgré
» un jeûne de cinq mois et plus; les eaux ne purgent
» pas alors qu'elles purgent tout le monde. Départ
» subit d'Andabre pour cause d'oppression à l'estomac,
» la boule au gosier incommodant moins quand les la-
» vemens opèrent un peu; les frissons sont moins forts,
» l'oppression de l'estomac donnant une presqu'ex-
» tinction de voix, et la force dans la voix reprenant
» en raison de l'effet des lavemens. Retour à la maison,
» forces encore diminuées, tiraillemens et faiblesse
» dans les jambes où les nerfs paraissent retirés;
» quelquefois l'estomac paraît plein d'eau quand les
» vents ne sortent pas; de tout temps quand un vent
» sort par haut, quelque chose semble se détacher de
» l'estomac et tomber dans le ventre en faisant glou-
» glou.

» A Andabre, impossibilité de prendre sans dégoût
» un bouillon mauvais; à la maison, bons bouillons
» repris avec plaisir; les mauvaises digestions sont

» revenues; trois prises de bouillon par jour, aux» quelles on ajoutait un peu de pain, ont été de » nouveau rejetées. Cette maladie avant le départ » pour les eaux était considérée comme gastrite-hys» térique; deuxième consultation, maladie considérée » comme hystérique par la tension des nerfs, et les » boules qui se portent à l'estomac, au ventre, sous » les côtes et qui soulèvent alternativement deux os » de l'estomac; ordonné une nourrice vu l'impossi» bilité de digérer; le lait procure la même difficulté » de digestion, au bout de trois semaines suppression » de la nourrice, crême de riz, bouillons par lave» mens, maigreur excessive.

Additions à l'Exposé.

» L'an passé une médecine a été gardée deux jours » dans l'estomac, des lavemens la firent enfin sortir, » depuis cette époque plus de remède pris par haut, » vu l'impossibilité du passage; il a fallu supprimer » le vin, il augmentait le feu de l'estomac; il en était » du reste dégurgité aigre et décomposé; les lavemens » quand ils ont opéré ont procuré plus de matière » que l'estomac n'en avait pris; le feu du ventre et » de l'estomac n'a jamais été éteint depuis la crois» sance de la maladie; pendant que l'oppression dure » le feu ne se fait sentir qu'au ventre beaucoup plus » brûlant; c'est là que le mal paraît alors se retirer; » les vents alors avaient diminué et leur présence à » l'intérieur paraissait causer toute l'oppression; » maintenant l'oppression dure toujours, mais il y a » une excessive faiblesse; des lavemens avec de la

» belladone et des frictions sur l'estomac ont occasion-
» né, il y a quinze jours, une espèce de léthargie qui
» dura un jour et une nuit; l'état pendant ces vingt-
» quatre heures fut tolérable, les pieds toujours gla-
» cés malgré la chaleur, obligé de les chauffer; les
» mains presque toujours froides, les pieds excessi-
» vement rouges, les bouts de doigts des mains par-
» fois de même; les vents maintenant ne peuvent plus
» sortir, les boules du ventre viennent se mettre
» entre les deux os là où est cette corde qui se gonfle
» et se dégonfle, monte ou descend, se met en tra-
» vers, passe à gauche ou à droite; un vésicatoire
» appliqué au bras gauche coule beaucoup, point de
» soulagement; autrefois la crise de tous les mois ap-
» portant la complète indigestion ôtait l'odorat et
» causait un rhume de cerveau; les déjections du nez
» ressemblaient à de l'eau; maintenant l'impossibilité
» de digestion procure des crachats jaunes comme
» l'effet d'un rhume; toutefois cela ne vient point de
» la poitrine; il n'y a, et n'y a jamais eu de toux;
» une fois les sangsues appliquées hors l'époque pro-
» duisirent un bon effet; il n'y a eu cessation de
» toute nourriture, même de diète blanche, qu'alors
» qu'il a été impossible de manger, c'est-à-dire,
» lorsqu'après avoir mangé, les morceaux se dégur-
» gitaient sans efforts comme ils étaient entrés, ou
» bien quand après quelques heures ils étaient de
» même dégurgités tels qu'ils étaient pris. Jamais de
» fièvre ni d'insomnie, la bouche pâteuse le matin
» seulement. Au retour d'Andabre, le facies changé
» d'une manière déplorable et cependant le lende-
» main il y avait un mieux puisqu'il y a eu possibi-

» lité de prendre trois fortes prises de bouillon avec
» du pain ; aujourd'hui plus rien qu'une cuillerée de
» crême de riz chaque heure ; le médecin a ordonné
» de nouveau les bouillons, il a fallu les quitter,
» quitter le lait, quitter tout, réduite à des bouillons
» par bas, découragement de la malade, découragement
» ment du médecin qui ne sait plus qu'ordonner.

» J'ai fini, monsieur, ma longue lettre et vous
» prie de vouloir bien vous presser.

» Voilà, monsieur, une dictée vigoureuse qui con-
» traste singulièrement avec l'état de faiblesse produit
» d'un si long jeûne, d'une aussi longue souffrance,
» c'est (et ceci est une réflexion à moi) qu'il y a dans
» ce corps amaigri une ame forte, une grande vitalité ;
» c'est qu'il y a volonté de guérir malgré le découra-
» gement bien naturel, suite nécessaire de tant de
» remèdes essayés vainement. Il est inutile, monsieur,
» d'ajouter que cette enfant unique est ma vie, et que
» je m'associe à ses émotions, à ses douleurs, à ses
» plaisirs. Voyez donc, monsieur, et faites-nous ré-
» ponse, si vous le pouvez aussitôt, soit que vous
» croyiez pour ce cas à la vertu de votre élixir ou
» de la marmelade qu'indique votre ouvrage. Nous
» chargeons le commissionnaire des courriers de
» Paris de faire payer par son correspondant ce qu'il
» en coûtera ; la dernière phrase de votre livre indi-
» que la philantropique résolution de mesurer vos
» demandes selon l'état des personnes qui s'adres-
» sent à vous ; je puis vous assurer que sans être
» pauvre, je suis aussi bien loin d'être riche.

» J'ai l'honneur d'être, etc., etc.

» F......., fils.»

Ceux qui liront jusqu'au bout cette longue lettre pourront aisément se faire une idée de la perplexité où me jeta sa lecture; j'aurais voulu voler vers T..... pour m'assurer par mes propres yeux de l'état de cette jeune malade; les souffrances d'une jeune personne ont sur moi tant de puissance que si la distance n'eût pas été aussi considérable, je crois que je serais immédiatement parti pour aller prodiguer mes conseils à ceux qui, je dois le croire, les auraient reçus avec fort peu de gratitude. Il y avait un tel désordre dans l'énumération des symptômes, que je ne savais à quoi m'arrêter; mais la gravité des choses me paraissait telle qu'elle ne me permettait pas de perdre un temps précieux à demander de nouvelles explications. Saisissant donc parmi les détails que l'on me transmettait ceux qui me paraissaient les plus saillans, je diagnostiquai une affection hystérique comme la cause principale de tous les désordres observés, et comme mon sirop sédatif avait dans des cas analogues produit des effets extrêmement heureux, je me hâtai d'en faire faire un envoi que j'accompagnai d'une instruction spéciale, priant la famille de ne pas manquer de me donner des nouvelles de la jeune malade.

Je ne reçus aucune lettre de T........, pas même un accusé de réception; j'attendis encore, mais inutilement; je craignis alors une catastrophe que pouvaient d'ailleurs me faire craindre les termes de la lettre, et je m'affligeai réellement sur le sort de cette jeune personne.

Etonné pourtant de ne point recevoir de nouvelles, j'écrivis à T........, où j'ai un ami intime, et je le priai de prendre des informations sur mademoiselle F.......; voici ce qu'il me répondit :

« .... Vous pouvez, mon cher ami,
» vous tranquilliser sur le sort de votre malade; j'ai
» vu hier son père qui m'a confirmé ce que m'avait
» déjà dit un de ses voisins, qui est de mes amis;
» sa fille a en effet été à deux doigts de la mort; mais
» graces au sirop que vous lui avez fait parvenir, elle
» est tellement bien rétablie que je l'ai trouvée sortie
» lorsque je m'y suis présenté; les personnes qui ont
» vu cette demoiselle pendant sa maladie sont fort
» étonnées de cette prompte guérison; sans doute ce
» monsieur va vous écrire . . . . etc., etc.»

Ce monsieur ne m'écrivit point, c'est à regret que je le dis, et c'est avec un plus grand regret que j'enregistre une ingratitude ajoutée à tant d'autres.

Mais laissons ces petites considérations pour ne nous occuper que du fait en lui-même; quelle puissance d'action dans un médicament qui ne contient que des substances calmantes et pectorales, et quelles ressources les médecins qui voudront l'employer ne pourront-ils pas en tirer dans leur pratique! On a beaucoup vanté le sirop composé par défunt Portal; je doute qu'il ait jamais produit de pareils effets; de mon vivant l'amour-propre empêchera certainement plus d'un praticien d'employer les préparations spéciales que j'offre à l'expérimentation de tous les hommes de science et de savoir; mais après moi, je suis bien assuré qu'on les recherchera avec empressement.

Je pourrais multiplier à l'infini ces observations et ajouter à celles que je viens de donner une foule d'autres plus intéressantes les unes que les autres sur des affections diverses, telles que : *engorgemens du foie*, *asthmes*, *affections de la poitrine à divers degrés*, *catarrhes de la vessie*, *affections nerveuses*, *pertes utérines* de tous genres, *hystérie*, *hypocondrie*, *chlorose* ou *pâles couleurs*, maladies du larynx, etc., etc., etc.; mais l'histoire de ces maladies exigerait des développemens que ne comporte pas le cercle que je me suis tracé. Je m'aperçois d'ailleurs que j'ai tellement étendu les limites de cette nouvelle édition, que le texte de la précédente se trouve véritablement perdu au milieu des augmentations successives qui se sont glissées sous ma plume, ce qui me fait craindre de fatiguer l'attention du lecteur, surtout si, comme moi, il a peur des gros livres. Je ne puis cependant résister au désir de consigner ici une dernière et intéressante observation ; elle est relative à un vieillard qui a eu le courage de se faire transporter à Paris dans un état de faiblesse tel que la première fois que je le vis, je crus qu'il n'avait pas deux heures à vivre.

ULCÉRATION DU TUBE INTESTINAL

PAR SUITE D'EMPOISONNEMENT.

DIX-NEUVIÈME OBSERVATION. — DOSSIER N° 482.

M. le comte de G..., propriétaire à l'île M...., après avoir joui longtemps d'une parfaite santé, se vit tout-à-coup en proie à d'horribles douleurs d'entrailles et d'estomac; on attribua cet accident à de l'eau aromatisée de jus d'orange, et très rafraîchie, dont le malade avait fait un assez copieux usage pendant un temps extrêmement chaud; le malade fut longtemps à se rétablir de cette atteinte qui laissa des traces profondes dans son état habituel de santé.

L'année suivante, pareil accident se renouvela dans des conditions toutes différentes et qui ne permettaient pas cette fois d'en chercher la cause dans l'usage de l'orangeade glacée. M. le comte de G.... fut à deux doigts de la mort et des soupçons graves d'empoisonnement lui vinrent à l'esprit; plusieurs circonstances en effet semblaient de nature à justifier ces soupçons.

Pourtant la bonne constitution du malade le sauva

de cette nouvelle crise ou de cette criminelle tentative; mais il languissait misérablement en proie à tous les symptômes de la gastro-entérite la plus intense et dans un état de faiblesse qui ne lui permettait pas de quitter son lit.

Il était en cet état lorsqu'un de ses amis, auquel j'avais donné quelques soins pendant son séjour à Paris, lui parla de moi et des effets du sirop spécial composé selon ma formule. M. de G...., saisissant avec avidité l'espoir de sa guérison en même temps qu'il concevait la pensée de se soustraire aux tentatives dont il se présumait l'objet, se fit sur-le-champ transporter à bord d'un bâtiment qui partait le jour même, et fit voile pour la France. M. de G.... fut contraint de séjourner un mois dans le lieu de son débarquement avant de songer à se faire transporter à Paris, où il arriva en faisant de très petites journées de route. M. de G...., aussitôt son arrivée en France, s'était empressé de m'écrire, et j'avais pu déjà lui donner quelques conseils qui contribuèrent à le mettre en état de supporter le voyage.

Mandé auprès du malade aussitôt après son arrivée à Paris je le trouvai dans l'état suivant.

La maigreur était extrême, la peau, couleur de parchemin vieilli, était à la lettre collée sur les os; au toucher elle avait la sécheresse d'un papier gommé; une diarrhée colliquative tourmentait sans cesse le pauvre malade, et les selles présentaient à chaque déjection *une certaine quantité de matière évidemment purulente;* cet accident grave avait un peu cédé pendant le séjour qui suivit le débarquement, mais il s'était reproduit pendant la route. Le malade n'avait point de sommeil, la langue était sèche et le pouls à peine sensible quoique fréquent.

Dans cet état de choses j'avoue que je crus le malade sans ressource; je prescrivis le plus grand repos, un peu de bouillon de grenouilles alternativement avec de l'eau de riz et je n'osai conseiller aucun médicament.

Le lendemain pourtant je fis ajouter quelques gouttes de laudanum de Sydenham à l'eau de riz, et voyant que le malade supportait assez bien ce médicament qui semblait procurer un peu de repos et de rémission dans les douleurs, je prescrivis mon sirop sédatif à très petites doses; des cuillerées à café réitérées de deux heures en deux heures; sous l'influence de cette médication les accidens diminuèrent d'intensité; la diarrhée surtout fut moins fréquente; le malade reprit un peu de force, j'augmentai alors la dose du sirop; puis j'y ajoutai des pilules composées de beurre de cacao, de gomme arabique et d'une très petite fraction d'extrait thébaïque, bien dépouillé de narcotine; bientôt les évacuations de matières purulentes diminuèrent en quantité, puis cessèrent peu à peu pour ne plus reparaître, les évacuations alvines devinrent moins fréquentes; le malade put supporter un bain à la gélatine et au sous-carbonate de potasse dans lequel on le descendit à l'aide de draps pliés sous lui; il put digérer du lait coupé d'eau d'orge, puis du bouillon faible de poulet. Enfin après un mois de traitement continué ainsi avec persévérance le malade put se lever une demi-heure et rester à demi-couché sur un fauteuil; le mois suivant il se promenait dans son appartement, supportait très bien de légers potages et surtout ceux qu'on lui faisait avec *la nutritine*; puis il fit quelques promenades en voiture: peu à peu les forces revinrent; l'alimentation augmenta en proportion de la cessation des symptômes morbides et le malade revint à la santé.

J'ai suivi avec intérêt cette maladie dont je donne ici l'histoire fort en abrégé et je considère cette observation comme une des plus curieuses parmi celles que renferme mon répertoire. L'existence des ulcérations intestinales, soit qu'elles aient été occasionées par l'ingestion d'une substance corrosive, soit qu'elles aient été simplement la suite d'une inflammation ordinaire, n'ont pas été un seul instant pour moi douteuses; la matière purulente était trop évidente dans les selles indépendamment des autres symptômes; et pourtant la médication a été bien simple; les bains gélatineux plus ou moins prolongés selon les forces du malade, quelques préparations opiacées combinées avec réserve, le repos absolu du corps et de l'esprit, un régime convenable et gradué sur l'état des organes, tels sont les moyens simples qui m'ont fait obtenir un des plus beaux succès dont puisse, je crois, se glorifier un médecin.

INDICATIONS

NÉCESSAIRES POUR ÉTABLIR LES CONSULTATIONS ÉCRITES.

1° L'âge du malade.

2° Le sexe.

3° Si c'est une dame, indiquer si elle a eu des enfans, et combien, s'ils jouissent d'une bonne santé, si elle a allaité. Dans le cas où les enfans seraient morts, à quel âge et de quelle maladie.

4° Pour une dame comme pour une demoiselle, parler avec détail de toutes les circonstances qui sont particulières au sexe.

5° La constitution, l'apparence extérieure du corps.

6° La profession, les occupations habituelles.

7° Les habitudes de la vie, la nature des alimens, le nombre des repas, leurs heures.

8° L'exposition de l'habitation, sa salubrité.

9° L'historique de la maladie, indiquer celles auxquelles le malade est sujet et particulièrement celles qui ont signalé l'enfance.

10° L'époque de l'invasion de la maladie et les circonstances qui l'ont précédée.

11° Enfin le détail circonstancié des souffrances actuelles et de tout ce qui peut fournir des renseignemens utiles, les consultations des médecins, s'il y en a eu, les divers traitemens déjà suivis, leur effet bon ou mauvais.

Les lettres doivent indiquer bien lisiblement le nom du destinataire, la ville ou commune, le département, et si ce n'est pas un lieu de poste ou de passage des messageries, indiquer le point correspondant où il faudra diriger l'envoi; enfin donner toutes les explications qui seront nécessaires pour éviter les retards ou les fausses directions.

CONCLUSION.

Nous voici arrivé à la fin de cet ouvrage, et, prêt à poser la plume, nous regardons avec confiance derrière nous ; nous avons fait de notre mieux pour faire comprendre à quels signes on reconnaîtra la nature des maladies à la guérison desquelles nous nous sommes en grande partie consacré. Si nous n'avons pu, dans un aussi petit nombre de pages, dire tout ce que nous aurions eu à dire sur cet important sujet, et si nous n'avons pu, par les raisons que nous avons données ailleurs, publier dès à présent nos formules ordinaires et faire que ce livre soit *l'unique guide des malades,* nous espérons du moins que les définitions claires et précises que nous avons données tant sur la nature et sur les causes de la gastrite que sur les affections nerveuses et sur celles des viscères, seront d'un grand secours pour diriger ceux qui sont atteints de ces maladies ; nous avons surtout essayé de bien faire comprendre l'importance du régime et de la manière de vivre ; le reste ne peut se trouver qu'auprès de nous, nous l'avouerons volontiers, ou auprès des médecins qui ont envisagé ces sortes d'affections sous le même point de vue. Si nous proclamons cette prétention qui peut paraître orgueilgueilleuse, c'est que le choix de nos moyens curatifs est basé sur une expérience acquise avec labeur et suivie avec persévérance pendant quinze ans; c'est au partage de cette expérience que nous appelons ceux qui souffrent, ceux à qui nous disons avec confiance:

Venez à nous, vous qui souffrez, car nous avons beaucoup souffert nous-même; nous savons les maux que l'on peut guérir, nous savons ceux que l'on ne peut que soulager, et nous savons aussi ceux pour qui la consolation tient quelquefois lieu de guérison.

RAPPORT

FAIT

À LA SOCIÉTÉ DES SCIENCES PHYSIQUES ET CHIMIQUES
DE FRANCE,

SUR UN TRAVAIL DU DOCTEUR BESUCHET DE SAUNOIS,

RELATIF AUX MALADIES
DES VOIES DIGESTIVES ET AU TRAITEMENT QU'IL APPLIQUE
AUX DIVERSES ALTÉRATIONS
DES ORGANES DE LA DIGESTION.

AU NOM D'UNE COMMISSION COMPOSÉE DE :

MM. BARBET, chevalier de la Légion-d'Honneur, ex-pharmacien-major de l'armée;

CROMMARIAS, docteur en médecine, chevalier de la Légion-d'Honneur;

GÉRARD, chevalier de la Légion-d'Honneur, ex-pharmacien principal, etc.;

JULIA DE FONTENELLE, professeur de chimie médicale, membre de la Commission sanitaire, etc.;

MORAND, docteur en médecine, chevalier de la Légion-d'Honneur;

TASSY, docteur-médecin, membre de plusieurs sociétés savantes;

TOLLARD, docteur en médecine, professeur de botanique, chevalier de la Légion d'Honneur, etc.

Le cercle des connaissances humaines s'agrandit chaque jour, et par cette raison même chacun éprouve le besoin de se livrer plus spécialement à la science vers laquelle le portent ses études, ses goûts ou ses penchans. La médecine, cette fille de l'observation, cette science qui se rattache à presque toutes les autres et les fait concourir à ses progrès, devient elle-même un champ si vaste que l'intelligence humaine a peine à suffire à l'étude de ses diverses ramifications : la série des maladies qui nous affligent est si étendue, elles offrent de si nombreuses variétés, qu'il y aurait presque de la témérité à prétendre les connaître également toutes, et à les traiter toutes avec un égal succès. Les meilleurs praticiens de nos jours en sont si convaincus, que plusieurs, sans abandonner la pratique générale, cultivent avec une sorte de prédilection la partie de l'art de guérir vers laquelle ils se sentent entraînés. Ainsi, tel acquiert une juste et brillante réputation par son coup d'œil sûr dans les maladies des enfans ; tel autre dans les affections nerveuses, comme Esquirol, Ferrus, etc.; tel fait faire des progrès immenses à l'admirable découverte de la lithotritie, illustrée par les Civiale (1), les Leroy d'Étiolles, les Heurteloup; tel autre, avec Delpech, Guérin, etc., combat les difformités du corps humain; un autre borne son ambition à étudier et guérir les maladies de l'organe de la vue; celui-ci à combattre celles de la voix et de l'oreille; celui-là s'applique avec succès, avec Lisfranc, Tanchou, etc., à la guérison des maladies des voies urinaires et des organes de la génération, etc., etc.; tous enfin, même ceux qui, sans en affecter la prétention, éprouvent cependant une aptitude particulière pour telle ou telle partie de l'art de guérir, s'y livrent avec une sorte de prédilection et obtiennent des succès qui tournent au profit de la science et de l'humanité. A mesure donc que la médecine se dégage des vaines théories qui en retardaient le progrès, à mesure que les oiseuses discussions scolastiques font place à l'étude et à l'appréciation des faits, on la voit prendre rang parmi les sciences positives; elle s'épure en se simplifiant. L'impulsion est donnée, il faut le reconnaître, et les praticiens les plus distingués abandonnent aujourd'hui les discussions interminables sur la nature, le classement et la philosophie

(1) Je respecte infiniment l'opinion des auteurs de ce rapport; mais je dois dire que ce serait une injustice évidente de ne pas mentionner, à propos de la lithotritie, notre savant confrère et ami le docteur Amussat, qui, à juste titre, revendique les premières données sur cette belle découverte. (Voyez le mémoire sur les travaux scientifiques de M. Amussat, 1843, présenté à l'Institut de France.)

des maladies pour s'appliquer à trouver le meilleur moyen de les combattre.

Honneur donc à celui qui, par une étude consciencieuse, des travaux assidus et une expérimentation éclairée, sait trouver de nouvelles combinaisons médicamenteuses ou remettre en pratique celles que le caprice, le préjugé, la mode même, qui s'introduit partout, avaient fait rejeter avec aussi peu de raison qu'on en avait eu d'abord à les vanter outre mesure.

Ces réflexions nous amènent naturellement à l'ouvrage de M. Besuchet; cet honorable praticien a aussi embrassé une spécialité importante en dirigeant ses études sur les maladies des organes de la digestion, maladies devenues maintenant si fréquentes. Voici comment il s'exprime dans le court avertissement qui précède son mémoire : « Des données conçues » par suite de nombreuses observations faites en » France et dans mes voyages pendant que j'étais attaché, sous l'empereur, au service des armées, » m'ont peu à peu mis sur la voie d'un mode de traitement particulier que j'ai perfectionné par l'expérience; c'est celui que j'offre aujourd'hui, celui dont » le succès a dépassé mes espérances, celui à qui je » dois la santé de ma femme, la mienne et celle d'un » grand nombre de malades qui se sont confiés à mes » soins. »

C'est dans les hôpitaux que le docteur Besuchet a longuement médité le traitement de cette maladie, et les hôpitaux, comme le dit fort éloquemment Corvisart, sont un livre fidèle et terrible, où se trouve tracée en caractères de sang la série affligeante des maux qui désolent l'humanité; c'est au milieu des mourans qu'on va y chercher la médecine vivifiante; c'est au sein même de la mort qu'on apprend le secret de lui dérober quelques victimes.

M. Besuchet considère les affections du tube digestif sous deux aspects différens : l'un aigu ou inflammatoire, qui doit être traité par les moyens propres à combattre les phlegmasies des tissus divers du corps humain; l'autre *chronique*. Cette expression, toutefois, n'en désigne pas, suivant lui, suffisamment la nature, puisque la chronicité ne succède pas toujours à l'état aigu, et qu'elle le précède même quelquefois. C'est un état particulier de l'estomac et des intestins, une sorte de névrose qui n'a aucun rapport avec les phlegmasies chroniques des viscères et qu'on a souvent prise pour elles; aussi les émissions sanguines, de quelque nature qu'elles soient, sont quelquefois nuisibles. C'est ce groupe de symptômes que l'on a tour à tour nommé *gastrite*, *gastralgie*, *fièvre ardente*, *épiale*, *cardialgie*, etc., etc., et que notre auteur, dans la vue d'exprimer par un mot unique qui peigne le trouble que produit la maladie, propose de nommer *digestalgie*, dénomination heureuse qui, si elle ne désigne pas précisément le siége de la maladie, représente très bien à la pensée son action sur les organes; car ce n'est pas seulement l'estomac qui est malade, lorsque les facultés digestives sont altérées, mais bien l'ensemble de l'appareil digestif.

Partant de ce principe que la *gastrite* ou la *digestalgie* n'est point une phlegmasie, mais bien une viciation de la vitalité de l'organe, une excitation anormale de la sensibilité des tissus, le docteur Besuchet lui a appliqué le système de déplacement et de dérivation sur lequel repose en si grande partie la puissance de la thérapeutique médicale. Un exutoire ouvert à propos, suivant l'indication d'âge et de sexe autant que de l'idiosyncrasie du sujet et des antécédens de la maladie, lui sert souvent de puissant auxiliaire; d'autres fois il se borne aux rubéfactions légères, aux pustules qu'il fait naître à volonté à l'aide des frictions médicamenteuses particulières, variées suivant les effets qu'il désire obtenir. Presque toujours une amélioration signale le début du traitement. Mais il ne suffirait pas de modifier par un heureux déplacement l'état maladif d'un organe, si l'on ne donnait à l'organe lui-même le remède approprié à son état. C'est ici que commence la véritable médication ainsi que les heureux résultats obtenus par le docteur Besuchet. En traitant par des procédés particuliers les diverses substances médicamenteuses qui donnent des produits dont les effets sont semblables à ceux de l'opium, M. Besuchet a obtenu un agent sédatif particulier qui a tous les avantages de ce remède héroïque sans avoir aucun de ses inconvéniens. Il prescrit le plus communément deux sortes de médicamens qui sont eux-mêmes combinés en diverses proportions suivant le cas ou l'intensité de la maladie. D'abord c'est un sirop fait avec la partie soluble et extractive de diverses substances pectorales unies aux sédatifs, entre autres à l'extrait de pavot indigène choisi avec soin et obtenu par les procédés le plus en harmonie avec les découvertes modernes. Ce sirop, dont la composition minutieuse est très habile, produit d'excellens effets contre toutes les irritations de l'estomac, les oppressions et les toux opiniâtres. Le second médicament qu'il emploie avec succès est sous forme pilulaire; sa formule, comme celle du sirop, ont été annexées au présent rapport. Ces pilules exercent une action sédative sur le tube digestif et favorisent singulièrement l'acte de la digestion.

Ainsi la théorie que M. Besuchet a adoptée pour son traitement des maladies des organes digestifs consiste dans le déplacement par dérivation de l'irritation morbide dont ils sont le siége, la *modification* de la sensibilité des membranes muqueuses et l'action *sédative* favorisant le phénomène de la digestion. Cette théorie nous paraît avoir le mérite des plus saines doctrines médicales; elle a aussi l'avantage de ne point soustraire le malade à l'exigence de ses occupations ordinaires, avantage immense pour celui qui sait calculer *l'emploi du temps.*

Après avoir rapidement indiqué les moyens thérapeutiques mis en usage par le docteur Besuchet, il nous reste à nous entretenir du régime qu'il prescrit à ses malades, et de quelques autres moyens hygiéniques auxiliaires. Ici notre tâche devient plus difficile; car son opinion, sur ce point, diffère de celle de plusieurs auteurs, ou bien de celle qui est généralement admise, savoir, que la diète doit être presque absolue chez les malades affectés de gastrite. Les praticiens sont assez communément d'accord qu'il faut diminuer la quantité des alimens en raison de l'intensité des douleurs de l'estomac; il n'est pas rare même de voir des malades réduits, pour toute nourriture, à l'*eau de gomme* fortifiée par un peu de lait. M. Besuchet pense, au contraire, que les malades doivent manger; car, dit il, « si l'estomac n'a rien à digérer, » il exerce sur lui-même l'action qu'il devrait exercer » sur les substances nutritives. » On voit que l'auteur est d'avis que l'estomac, à l'état de vacuité, est soumis à la réaction des sucs gastriques, dont quelques auteurs ont nié mal à propos l'existence. « Il ne faut » pas croire, ajoute-t-il, ainsi que beaucoup de mé» decins le pensent aujourd'hui, que les malades af» fectés de gastrite ne doivent point manger; il faut » qu'ils mangent, car la diète rigoureuse leur est aussi » préjudiciable que le serait un régime peu réglé; » mais il faut savoir choisir l'alimentation qui leur » convient, puis donner à l'estomac la faculté d'éla» borer les alimens et d'en opérer la digestion. » A l'appui de son opinion, il énumère les succès qu'il a obtenus sur un grand nombre de malades, et nous devons avouer que les nombreuses observations qu'il nous a soumises parlent bien haut en faveur de sa doctrine. M. Besuchet, en se donnant à cette spécialité des voies digestives, en a contracté une telle habitude qu'il lui est facile d'en reconnaître les différentes nuances d'intensité, ce qui lui fait varier ses moyens curatifs d'après les symptômes qui s'offrent à son observation. Avec une pratique aussi éclairée, les erreurs ne sont guère à craindre, et peuvent être promptement réparées.

Les malades affectés de gastrite éprouvent une constipation opiniâtre que ne peut vaincre souvent l'emploi des lavemens réitérés. Cet état influe d'une manière bien fâcheuse sur la digestion. Aussi l'auteur a porté particulièrement son attention sur cette partie si importante de nos fonctions. Il faut lire dans son

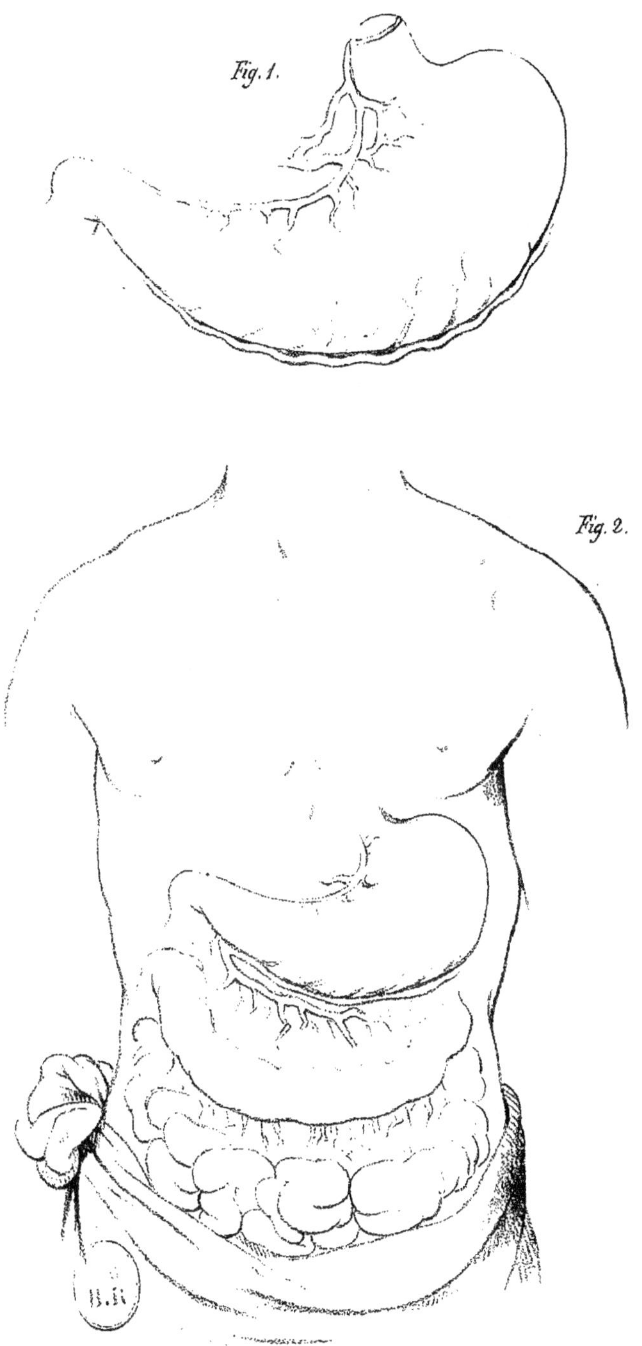

Fig. 1 configuration de l'Estomac.
Fig. 2 position de l'Estomac dans ses rapports avec les Intestins.

travail les détails curieux qu'il en donne; mais ce que nous devons dire ici, c'est qu'il est parvenu à composer une conserve végétale, à laquelle il a donné le nom de *marmelade de santé*, d'un goût nullement désagréable, qui, à très petite dose, produit des selles douces et faciles, sans assujétir les malades, même les très jeunes enfans, aux précautions particulières qu'exigent les autres purgatifs.

Telles sont, messieurs, les diverses parties du traitement de M. Besuchet, que nous avons dû examiner; tel est aussi le résumé de la théorie qu'il a franchement soumise à notre investigation. Ici point de *panacée* ni de *spécifique* annoncé comme moyen curatif infaillible; c'est une médication toute rationnelle; c'est une théorie appuyée sur des faits, éclairée sur l'expérience, et présentée avec ce doute *philosophique* que donne le vrai savoir. Nous pensons que dans l'intérêt de la science nous devons engager M. Besuchet à poursuivre le cours de ses utiles travaux. En conséquence, votre commission vous propose de le remercier de cette communication et de l'inviter à vouloir bien présenter à la Société les nouvelles observations qu'il pourra recueillir, sous forme de statistique, en tenant compte des degrés des maladies, du sexe, de l'âge et des occupations habituelles des malades.

La Société adopte les conclusions de la commission, et arrête qu'une copie du présent rapport sera adressée à M. Besuchet et que son insertion aura lieu dans un des prochains numéros de son journal.

Pour copie conforme,

Le secrétaire perpétuel,

JULIA DE FONTENELLE.

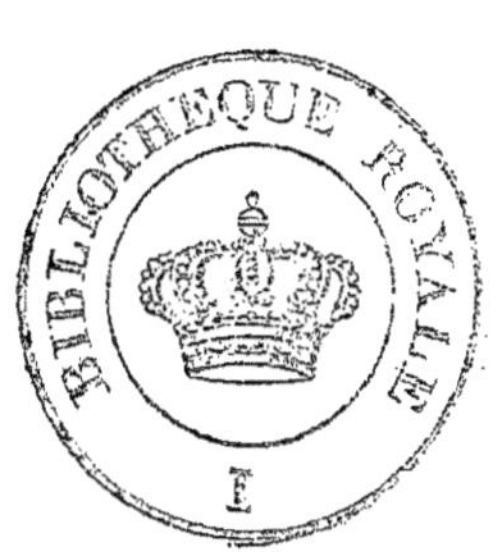
BIBLIOTHEQUE ROYALE

TABLE DES MATIÈRES.

PREMIÈRE PARTIE.

DEUXIÈME PARTIE.

TROISIÈME PARTIE.

QUATRIÈME PARTIE.

CINQUIÈME PARTIE.

SECTION PREMIÈRE.

SECTION DEUXIÈME.

SIXIÈME PARTIE.

OBSERVATIONS.

FIN DE LA TABLE.

www.ingramcontent.com/pod-product-compliance
Lightning Source LLC
LaVergne TN
LVHW020540230826
846091LV00002B/336

9782014088090